REVISTA ACCIÓN MOTRIZ
NÚMERO UNO

ÍNDICE

EDITORIAL

Praxiología motriz y curriculum de la formación de docentes de educación física.

Motor praxeology and physical education teacher training curriculum.

Dr. Roberto STAHRINGER Mendoza (ARGENTINA)

La razón de la importancia que se ha otorgado en los últimos años al estudio y reflexión acerca de las estructuras curriculares en general y, a los de la formación docente en particular, radica fundamentalmente en el explícito reconocimiento de un factor generalmente aceptado: la impronta, el sello indeleble, la influencia que deja en los alumnos la cantidad y calidad de los conocimientos que incorpora durante el período de la formación inicial de sus estudios superiores y su posterior aplicación en el ejercicio profesional.

Acorde con esta línea de pensamiento, se puede inferir el grado de relevancia que reviste la tarea de la discusión y reflexión profunda, por parte de los responsables, sobre la selección y secuenciación de los contenidos que han de incorporarse a los diseños curriculares de la formación de docentes, en nuestro caso, de Educación Física; teniendo en cuenta que históricamente han sido relegados u omitidos los grupos de contenidos específicos de la disciplina en beneficio de los que provienen de las denominadas ciencias "soporte": biológicas, humanas, sociales y otras de carácter instrumental.

Para que la tarea de selección y secuenciación de contenidos sea exitosa, el currículum debe mostrar un sólido anclaje en el conocimiento científico y sistematizado; tener en cuenta la realidad de los contextos socio culturales en cuyo marco ha de funcionar y

7

mostrar una clara línea conceptual y argumental que lo defina y lo sustente.

¿Cuáles son los conocimientos y habilidades específicas que no puede dejar de incorporar un profesor de Educación Física para ejercer eficazmente su tarea? ¿En qué etapa de su formación profesional debe adquirirlos? ¿Quiénes y con qué argumentos deciden seleccionar, secuenciar y temporalizar los contenidos que incluyen esos saberes?

Asistimos a un momento de desconcierto y confusión disciplinar en el que se torna imprescindible volver a preguntarnos acerca de la razón de ser de nuestra profesión, acordar y definir cuál es el papel que jugamos en el devenir del proceso de educación integral del alumno – ser humano que tenemos enfrente; e indagar con que argumentos acompañamos su formación como persona.

El intento por responder a estos interrogantes nos conduce necesariamente a determinar la región epistemológica de la disciplina, como único medio para definir y consolidar su propio objeto de estudio, delimitar su campo de observación y buscar la luz de su ideología científica.

Es aquí donde la Praxiología Motriz, única ciencia de las praxis motrices, nos ofrece todo su bagaje de producción teórica e investigadora. Son sus definiciones, sus taxonomías, sus denominaciones específicas, su vocabulario; los elementos indispensables para brindar un soporte teórico – práctico y una línea argumental sólida y definida en el momento de construir un diseño curricular para la formación de docentes de Educación Física.

La delimitación de nuestro objeto de estudio, el *qué estudiar*, y el reconocimiento de nuestro campo de trabajo, el *donde hacerlo*, nos ayudará a disponer, poner en valor y potenciar las infinitas posibilidades pedagógicas y formativas que ofrecen las prácticas físicas propuestas y secuenciadas como contenidos curriculares. Es este un primer paso prioritario.

En esta crucial etapa de búsqueda de la identidad disciplinar, necesitamos entonces revalorizar la dimensión educativa de nuestros exclusivos instrumentos de trabajo: el Deporte, el Juego Motor, la Expresión Corporal, las actividades de Introyección Motriz y de Adaptación Motriz Ambiental. Visualizamos aquí un camino seguro, idóneo, hacia el final del laberinto.

DE CÓMO SEPARAR LOS ELEMENTOS DE LA LÓGICA INTERNA Y DE LA LÓGICA EXTERNA

ON HOW TO SEPARATE THE ELEMENTS BELONGING TO THE INTERNAL LOGIC AND THOSE BELONGING TO THE EXTERNAL LOGIC.

Autores: Prof. Dr. D. JOSÉ HERNÁNDEZ MORENO.
Prof. Dr. D. JUAN PEDRO RODRÍGUEZ RIBAS.
Prof. Dr. ULISES S. CASTRO NÚÑEZ

GEIP (Grupo de Estudio e Investigación Praxiológicos). Departamento de Educación Física. Universidad de Las Palmas de G. C.
Área: Límites de la Lógica interna

Resumen

El presente documento es una aportación que ofrece algunos elementos que creemos son necesarios tener en cuenta para *diferenciar, en la Praxiología motriz ,entre lógica interna y lógica externa.* En el mismo se expone la referencia sobre el origen de la Praxiología motriz como ciencia y algunas de las aportaciones que se han ido haciendo en los últimos años por diferentes praxiologos sobre el tema que aquí tratamos.

Además se exponen aquellos fundamentos epistemológicos y metodológicos que pensamos deben ser tenidos en cuenta para proceder adecuadamente a determinar lógica interna y lógica externa. El documento incluye también algunos ejemplos aplicados

11

para que sea más fácilmente comprensible lo que tratamos de explicar.

Palabras clave: Praxiología motriz, lógica interna, lógica externa, epistemología, pertinencia, exclusividad, especificidad, acción motriz, objetivo motor,

Abstract

This research work is a contribution providing some elements we believe are necessary in the *differentiation*–within *Motor Praxeology*–of *internal logic* and *external logic*. It presents an account of the origins of Motor Praxeology as science as well as of some of the contributions made in recent years by several praxeologists on the issues dealt with herein.

Furthermore, it also presents the epistemological and methodological basis which in our opinion must be taken into consideration to properly distinguish internal logic and external logic. This paper also includes some practical cases intended to help in understanding what we attempt to explain.

Keywords: Motor Praxeology, internal logic, external logic, epistemology, pertinence, exclusivity, specificity, motor action, motor objective.

Introducción

Uno de los debates que a menudo se plantea entre los praxiologos y también entre quienes se acercan a la Praxiología motriz es delimitar con claridad cuál es el ámbito de exclusividad disciplinar de dicha ciencia y qué es lo que comparte con otras.

El primer aspecto, el referido a la exclusividad disciplinar parece suficientemente debatido y ya existe un alto consenso aceptando que es la lógica interna de las situaciones motrices lo que constituye dicha exclusividad disciplinar. Mientras que es la lógica externa lo que la Praxiología motriz comparte con otras ciencias.

Como consecuencia de lo que acabamos de exponer se hace del todo necesario establecer una clara delimitación de ambas lógicas y una diferenciación entre ellas. Este documento es una aportación en tal sentido, que se hace para iniciar, si es el caso, una discusión al respecto entre los participantes en el Seminario.

DE CÓMO HA IDO AVANZANDO LA PRAXIOLOGÍA MOTRIZ PARA CONFORMARSE COMO UNA CIENCIA

El primer paso: hacernos con un objeto investigador sí identificado

En 1971 P. Parlebas (1986: 124) en el artículo "Jeux sportifs et sociomotricité" propone una *Praxiología de las conductas motrices*, aunque la propuesta formal de un objeto de estudio específico que identifica una disciplina la realiza en 1981, en "Contribution à un lexique commenté en science de l'action motrice". Ya podemos investigar con un nuevo objeto denominado *acción motriz* dentro de una disciplina que, en consecuencia al objeto, P. Parlebas la llamará *Praxiología motriz*.

Ante algunas críticas planteadas con un enorme sentido común por parte de los miembros del GEP (Castarlenas y otros, 1993: 20

13

"Sin embargo, habría que indicar que el apelativo motriz sigue apareciendo como innecesario...") de por qué no se podría denominar simplemente *acción*, considerando que -casi- toda acción ya conlleva motricidad, a la que ya se ha dado una solución (Rodríguez Ribas en 1997). En su tesis defiende que efectivamente toda acción humana (fregar, leer el periódico) incluye motricidad, aunque solo ciertas acciones (realizar un tiro en baloncesto, realizar una serie acrobática) tienen una intencionalidad motriz, osea tiene como objetivo poner en juego la motricidad humana.

Este tipo de objetivos denominados *objetivos motor*es (intentar introducir el balón en la canasta, intentar reproducir una rondada con la mayor perfección posible*)* son los que definen las *acciones motrices* (que también se pueden denominar con su sinónimo *praxis motriz*). Los objetivos motores, por tanto, son uno de los componentes de la acción motriz y marcan las diferencias respecto de otro tipo de acciones.

El segundo paso: distinguirnos claramente del resto.

Un objeto de estudio específico dibuja un campo de estudio específico. El conjunto de *situaciones motrices* es, según P. Parlebas (1981), el campo de estudio de la Praxiología motriz, porque es allí donde descubrimos las acciones motrices. Situaciones motrices son las que se provocan (se construyen, emergen, suceden...) al jugar en un juego, en un deporte, al realizar una representación de mímica, al bailar, al relajarse.

Hay situaciones porque hay personas realizando praxis motrices. Pero aquí Rodríguez Ribas (1997) también encontró otra objeción, y es que al realizar acciones motrices éstas también conllevan otras cuestiones anexas (por ejemplo, otros aspectos de una acción global: acciones sociales, acciones comunicativas, acciones estéticas, etc.). Y esto tiene sus consecuencias para identificarnos claramente como praxiólogos, porque hay aspectos que escapan a la propia situación. Esos aspectos que suceden junto a la acción motriz no los estudiarían preferentemente los praxiólogos, sino sociólogos, semiólogos, filósofos, antropólogos, entre otros.

Entonces, si bien ya podemos investigar, no podemos distinguir con precisión *qué* es lo que nos pertenece como ámbito disciplinar a los praxiólogos y *qué* es lo que les pertenece a esos otros. En realidad, epistemológicamente, no habríamos avanzado mucho con la simple especificidad. Por ejemplo, las verbalizaciones ("¡aquí!", "¡pásala ya!"), ¿son de la situación (de la lógica interna), o son del contexto (pertenecen a la lógica externa)?. Los gestemas (sustitutivos gestuales de la palabra: señalar "aquí" con el dedo, bracear desesperadamente con la palma de la mano abierta para que me la pasen), ¿son de dentro o de fuera de la situación?

Veamos. Lo que urgía era encontrar un criterio que nos sirviera a los praxiólogos para distinguir lo más claramente posible lo que se incluye dentro de las situaciones, y lo que queda fuera de ella. O si se prefiere, un *criterio de pertinencia* adecuado nos será siempre de mucha utilidad para saber exactamente *qué nos pertenece a los praxiólogos en exclusividad, qué no nos pertenece y qué habríamos de compartir con los otros científicos*. Está claro que las relaciones sociales -aceptación amistosa, estructuras subgrupales- las puede estudiar un psico-sociólogo, y las interacciones motrices -un pase, una melé- las estudiaría un praxiólogo. Pero analizar la estructura subgrupal de un equipo en base a la influencia de determinadas acciones motrices en juego, necesitaría la colaboración de un praxiólogo y de un entendido en psicología social.

¿Dónde se encontró ese criterio? En la lógica formal mismamente: es el bicondicional (<=>). No hay que asustarse; más o menos lo conocemos todos de oídas, e intuitivamente sabemos utilizarlo con asiduidad. El bicondicional identifica un campo separándolo del resto atendiendo a que sus componentes son necesarios y suficientes. O sea, elementos que no son necesarios o que no sean suficientes para ese campo, caen fuera de ese campo. Vamos a traducir las consecuencias de la aplicación de este criterio para nuestras investigaciones praxiológicas. Podrá sorprender lo impertinente que a veces se muestra este criterio de pertinencia.

Tercer paso: vamos a aplicarnos un poco.

La aplicación de ese criterio "separador" al campo de estudio de la Praxiología motriz, léase conjunto de situaciones praxiomotrices (deportes, juegos motores, expresión corporal, introspección corporal, habilidades motrices varias), la introdujo Rodríguez Ribas en 1995 y formalizada en 1997 (en realidad era una de las tesis que defendió en su trabajo de tesis doctoral).

Decimos que es exclusivo del campo de estudio de la Praxiología motriz el conjunto de elementos *necesarios y suficientes* para el desarrollo de las acciones motrices. O si lo prefieres, como praxiólogos nos interesan estudiar preferentemente todos los componentes imprescindibles para que surjan acciones motrices. Lo que sea adicional o no dé la "talla" (resulte incompleto) no podremos decir que sean de las situaciones.

Por ejemplo, los desplazamientos en el desarrollo de una tarea como es el juego del Pilla-pilla (la Cogida, el Gato...) es parte constitutiva de la situación, de otra manera nunca se podrían alcanzar los objetivos motores del juego (intentar que el que se la queda toque a un jugador libre, y evitar que el que se la queda toque a uno libre). Pero fíjate que si no hay verbalizaciones, o quitamos los gestemas, *"no-pasa-nada"*, el juego es siempre posible, porque seguirán apareciendo acciones que permitan seguir jugando.

Es decir, se puede prescindir de chillar, llamar, señalar, nombrar y cosas por el estilo durante el juego de la Cogida. Estos son elementos que aún influyendo en las acciones, aún apareciendo muy cerca de ellas, *no son necesarios*.

Tampoco forma parte de la situación un reglamento o las normas de juego. ¿Por qué?, porque sólo con las reglas, o normas, o acuerdos o las indicaciones del profesor, no se puede jugar. Hacen falta las personas que deseen realizar acciones de acuerdo a esas reglas, normas... En conclusión, que tales aspectos son elementos *insuficientes* para el desarrollo de las situaciones. El simple conocimiento de las normas de la Cogida es condición necesaria para jugar, pero sólo cuando algunos decidan ponerse a jugar con esas normas, sólo entonces diremos que sí que hay juego de la Cogida. Esto que acabamos de decir ocurre de la misma manera aplicándolo a jugar un partido de baloncesto, bailar un pasodoble o hacer pesas.

Cuarto paso: comprobarlo, sin ningún género de dudas.

Lo dicho no es un juego de palabras, es la realidad con la que nos enfrentamos los investigadores. ¿Nos pertenece o no nos pertenece estudiar algo que hemos seleccionado? ¿Hay alguna forma de comprobar si realmente lo que nos interesa analizar pertenece a la situación o es del contexto?. Se proponen dos preguntas para ello:

- *¿Es posible la existencia de acciones motrices sin esos elementos que hemos seleccionado?* Si contestamos que sí, es que esos elementos no son de la situación; pertenecen al contexto porque *no son necesarios* para la situación.

Por ejemplo, si quitamos los gestos del árbitro, si quitamos las indicaciones del entrenador, si quitamos las conductas de benevolencia (Navarro Adelantado, 1995; no perseguir al que, por ejemplo, se ha tropezado cuando era perseguido en la Cogida), o si no consideramos las puntuaciones, la situación de juego sigue existiendo. Y existe porque comprobamos que son factibles las acciones motrices que tienen como objetivo motor lo que se definió en la tarea (introducir el balón en la canasta contraria y evitar que la metan en la mía, tocar al perseguido y evitar ser tocado por el perseguidor).

En el caso de la respuesta afirmativa (*la situación es posible sin los elementos que hemos seleccionado*) tendríamos que ir pensando en escoger otros factores de estudio para comprender ese juego o deporte, porque no estamos atinando.

Pero si contestamos que no, que *no es posible la aparición de acciones motrices cuando no consideramos esos elementos*, entonces vamos por buen camino: habríamos elegido componentes propios de la situación misma, y que nos permiten entenderla. La disposición espacial de los jugadores y de los móviles, sus trayectorias, su velocidad de desplazamiento, las anticipaciones, las fintas, los contactos entre jugadores, la manera de sujetar los móviles, etc. son imprescindibles estudiarlos para saber más y mejor cómo se desarrolló la situación motriz.

- *¿Sólo con esos elementos que hemos seleccionado es posible la existencia de acciones motrices?*. Si contestamos que no, es porque algo falta para que eche a andar la situación. Es porque esos elementos *no son suficientes* para la existencia de la situación. Entonces, esos elementos pertenecen al contexto.

El estudiar un reglamento dice mucho sobre cómo puede ser un juego, sobre cómo podría llegarse a desarrollar un partido. Pero claro, hasta que no haya situación de juego, no podremos estudiarlo en toda su amplitud. Como por ejemplo el Juego de la Pina del que ha desaparecido su práctica. (Castro, U. 2001)

Por otro lado, estudiar acciones diversas de posibles jugadores (relaciones amistosas, ocupación de su tiempo libre, acciones derivadas de su rol de estudiante...) tampoco me dice mucho de cómo es un juego. La tarea (reglamento, normas, consignas del profesor, etc.) y lo que suelen hacer posibles jugadores, considerados ambos componentes por separado, no me hacen avanzar en mis investigaciones sobre las situaciones, por muy necesarios que sean esos dos componentes.

Sin embargo, estudiando lo que hacen los jugadores siguiendo lo prescrito en la tarea (utilizando los móviles, el terreno, los lapsos temporales y la propia corporalidad y relacionándose con los otros, todo ello de acuerdo a las restricciones del reglamento), sí me permite avanzar en las investigaciones sobre las situaciones de juego, es decir, sobre las acciones motrices que en ella surgen.

La respuesta positiva a esta segunda pregunta *(sí son posibles las acciones motrices con los elementos seleccionados)*, o sea, que se originan esas acciones que están condicionadas por los objetivos motores de la tarea (ya sabes: intentar meter el balón en la canasta, intentar tocar al perseguido en la Cogida), nos dice que vamos por buen camino en nuestros análisis praxiomotores.

Y quinto paso: trabajar, pero seguro.

Ahora traducimos el criterio de pertinencia al momento antes de investigar. Es sólo una pequeña aproximación metodológica, porque sus consecuencias nunca están previstas de antemano. Eso dependerá: del tipo de situación escogida, del tipo de datos que deseamos obtener, de la manera de deducir los datos que en ella aparecen, de la manera de seccionar las secuencias de la situación, de las variables o dimensiones aplicadas, de la interpretación de los datos resultantes...

Hablemos por ejemplo de las *dimensiones de análisis*. En 1981 P. Parlebas establece los "rasgos pertinentes" (diferenciadores) de la tarea que condicionan la existencia y análisis de las situaciones: las limitaciones espaciales y temporales, de los objetos y máquinas, la manera de utilizar esos elementos, las condiciones de ejecución corporal, número de participantes y tipo de relaciones entre ellos, y, por fin, las formas de éxito y fracaso. Pero hay algunos problemillas. Entre estos factores incluye los gestemas y los sistemas de puntuación (ver "universales", P. Parlebas, 1986).

Por su parte Hernández Moreno en 1983 establece los "parámetros de la estructura funcional de los deportes" que permiten estudiar las acciones de juego en el deporte: reglamento, espacio, técnica, comunicación motriz y estrategia motriz. Definitivamente (1994) esos los completará con el parámetro tiempo. Aquí también se aprecian otros problemillas: que estas dimensiones necesitan ciertas modificaciones para ser aplicadas al resto de situaciones que no sean juegos deportivos (concretamente lo que afecta a la "técnica" y el "reglamento").

En 1994 Rodríguez Ribas concluye que la "estrategia motriz" es una dimensión resultante (variable dependiente) de las otras variables independientes (espacio, tiempo, técnica y comunicación), y que metodológicamente para estudiar las situaciones hay que operar paso a paso combinando indicadores identificadores de las variables. Ya en 1997, y para poder estudiar todo tipo de situaciones (aparte de los juegos deportivos, también las situaciones de expresión corporal, de introspección corporal...), propone las dimensiones: espacio, tiempo, gestualidad, comunicación y equilibración (sólo cuando hay necesidad de comparar, p. e. para competición). También señala la necesidad de "separar" claramente la aplicación de las dimensiones al analizar la tarea o al analizar la situación misma, porque no se refieren a lo mismo.

Pero hay más consecuencias:

- Los gestemas, sustitutivos de la palabra, así como la palabra misma no son necesarios para la situación, aunque influyan en ella.

- Los puntos y el sistema de puntuación tampoco son parte de la situación. Con los puntos se "juega" pero a otro juego, que te aseguro que no es de naturaleza motriz (es de carácter simbólico-matemático).

21

- Sin la gestualidad (y la "técnica" en los deportes) la situación no es posible, porque ¿cómo iba a haber deporte, juego motor, expresión o introspección corporal sin participación corporal?

- El reglamento deportivo a secas contiene muchos elementos que no condicionan la situación, aunque sí la influyan: color de las camisetas, gestos del árbitro, procedimiento de salida de jugadores al terreno, sorteos iniciales, etc. Por ello, hay que separar claramente lo que es reglamento para la acción de juego (características del terreno y objetos de juego, número y relaciones entre participantes...) y lo que no es necesario para la existencia de acciones motrices.

BIBLIOGRAFÍA

- CASTARLENAS, J. y otros (1993). "Hacia la construcción de una disciplina praxiológica que acoja y estudie la diversidad de prácticas corporales y deportivas existentes". *Apunts*, 32. Pp 19-26.
CASTRO NUÑEZ. U. (2001) *Estudio Etnográfico y de la lógica de las situaciones motrices de un juego tradicional desaparecido: la Pina.* Tesis Doctoral. Departamento de Educación Física. Universidad de Las Palmas de GC.

HERNÁNDEZ MORENO, J. (1983). "La estructura funcional dels sport d'equip" *Apunts* 7y 8. Pp 26-34.

HERNÁNDEZ MORENO, J. (1994). *Análisis de las estructuras de los juegos deportivos. Fundamentos del deporte.* Barcelona. INDE

HERNÁNDEZ MORENO, J. Y OTROS (2000) *La iniciación a los deportes desde su estructura y dinámica.* Barcelona. INDE.

LAGARDERA OTERO, F. (1994) "¿Qué es y qué pretende la Praxiología"? Actas del I Congreso de las Ciencias del Deporte, la Educación Física y la Recreación. Lleida INEFC. Pp 75-96.

- NAVARRO ADELANTADO, V. (1995). *Estudio de conductas infantiles en un juego motor de reglas. Análisis de la estructura de juego, edad y género.* Tesis doctoral no publicada. Las Palmas de Gran Canaria. Universidad de Las Palmas de Gran Canaria.

- PARLEBAS, P. (1981). *Contribution à un lexique commenté en science de l'action motrice.* Paris. INSEP.

- PARLEBAS, P. (1986). "Activités physiques et éducation motrice". *EPS*, dossiers nº 4. Paris. Original de 1976.

- RODRÍGUEZ RIBAS, J. P. (1994). "Bases metodológicas para el estudio de la estrategia motriz en los juegos deportivos: nuevas técnicas de investigación". *RED* (8), 3. Pp 5-10.

- RODRÍGUEZ RIBAS, J. P. (1995). "La revisión de las grandes categorías de la Praxiología motriz". En *Actas del segundo congreso de las ciencias del deporte, la educación física y la recreación.* Lleida. INEFC-Lleida. Pp 29-39.

- RODRÍGUEZ RIBAS, J. P. (1997). *Fundamentos teóricos y metodológicos de la Praxiología motriz.* Tesis doctoral no publicada. Las Palmas de Gran Canaria. Univ. de Las Palmas de Gran Canaria.

DEPORTE Y REVOLUCIÓN BOLIVARIANA EN VENEZUELA (PARTE PRIMERA)

SPORTS AND THE VENEZUELAN BOLIVARIAN REVOLUTION (1ST PART)

Eloy Altuve

eloyaltuve@hotmail.com

eloyaltuve@latinmail.com

eloyaltuve@yahoo.es

Resumen

Se presentan sintéticamente los elementos fundamentales, de la política deportiva del gobierno de la Revolución Bolivariana en Venezuela, así como la visión del Estado sobre los resultados de esa política que concibe y aplica.

Concluyendo con un juicio crítico, en términos teóricos y prácticos, sobre los logros y limitaciones de la política deportiva aplicada.

Palabras Clave: Política Deportiva. Gobierno Bolivariano de Venezuela. Juicio Crítico

Abstract

They present synthetically the fundamental elements of the sports policy of the government of the Revolution Bolivariana of Venezuela, and also the government vision about the results of this policy that it developed and applied. Concluding with a critical judgment, in theoretical and practical terms, about the achievements and limitations of the sports policy applied.

Key words: Sports Development, Govern of Venezuela, Critical judgment

I.- ELEMENTOS TEÓRICO - CONCEPTUALES DE LA POLÍTICA DEPORTIVA DEL ESTADO.

La referencia obligatoria y punto de partida para entender el andamiaje teórico-conceptual de la política deportiva, es el artículo 111 de la Constitución de la República Bolivariana de Venezuela que dice:
"Todas las personas tienen derecho al deporte y a la recreación como actividades que benefician la calidad de vida individual y colectiva. El Estado asumirá el deporte y la recreación como política de educación y salud pública y garantizará los recursos para su promoción. La educación física y el deporte cumplen un papel fundamental en la formación integral de la niñez y adolescencia. Su enseñanza es obligatoria en todos los niveles de la educación pública y privada hasta el ciclo diversificado, con las excepciones que establezca la ley. El Estado garantizará la atención integral de los deportistas sin discriminación alguna, así como el apoyo al deporte de alta competencia y la evaluación y regulación de las entidades deportivas del sector público y del sector privado de conformidad con la ley.

La ley establecerá incentivo y estímulos a las personas, instituciones y comunidades que promueven a los y las atletas y desarrollen o financien planes, programas y actividades deportivas en el país."

(Gaceta Oficial No. 5453, 24 de marzo de 2002)

En correspondencia con la orientación constitucional, en la Primera Cumbre Nacional de Gestión y Política del Deporte, realizada en enero 2005, se esbozan los grandes lineamientos teórico – conceptuales que sirven de base a la política deportiva adelantada actualmente por el gobierno de Hugo Chávez, iniciado en 1998. Fueron expuestos con el título de Sistema Nacional Bolivariano del Deporte denominación que se mantiene[1].

---

[1] www.ind.gob.ve Consultada el 07-03-06.

Una vez revisados, ordenados y analizados esos lineamientos, se concluye que la propuesta teórico-conceptual del Estado venezolano se resume en los siguientes planteamientos:

El deporte y la recreación son derechos sociales concebidos como actividades que contribuyen a mejorar constantemente la calidad de vida -individual y colectiva- de la población y el alto nivel competitivo del deporte de rendimiento.

La educación física y el deporte cumplen un papel fundamental en la formación integral del individuo.

El Estado asume el deporte y la recreación como política de educación y salud pública

El Sistema Nacional Bolivariano del Deporte expresa "una verdadera política deportiva de Estado .... que tiene como base fundamental la masificación y la democratización de la actividad en el barrio y en la escuela"[2].

Con el Sistema Nacional Bolivariano del Deporte, se pretende alcanzar un mayor compromiso social, en función de lograr, por una parte, "...obtener un nuevo perfil del venezolano con más disciplina y responsabilidad, que valore el trabajo, la constancia, la credibilidad, la convicción, el análisis, la identidad deportiva"[3], y por la otra, un aumento de la responsabilidad de los distintos sectores de la vida nacional en apoyo al deporte.

II.- PROGRAMAS

La política deportiva se ejecuta o materializa, en el 2006, a través de los siguientes programas:[4]

---

[2] Declaración del Ministro de Educación y Deporte, Aristóbulo Istúriz, publicada en El Deporte se vistió de rojo. Diagnóstico 1999 –2004. El Nacional 08-08-04. pp.B-6.
[3] Istúriz, Aristóbulo. Deporte y Educación en el proceso Político Bolivariano. En Equilibrio, revista universitaria del deporte UNEY (Universidad Nacional Experimental de Yaracuy). Año 1 2005 pp.8.
[4] Basado en:

2.1.- DEPORTE DE RENDIMIENTO

Las acciones del programa deporte de rendimiento son "formular, coordinar y ejecutar los planes de Alta Competencia, dirigidos a la formación integral de los atletas en las distintas disciplinas deportivas con el objeto de formar, identificar, seleccionar y formar los talentos deportivos que nos representan en el ámbito nacional, continental, mundial y olímpico. Todo esto orientado y focalizado de manera sistemática en una atención integral al atleta"[5].

Sus principales objetivos son:

1.- Establecer los programas de detección, selección y formación deportiva, a corto, mediano y largo plazo, garantizando la reserva deportiva nacional. Atender al atleta, desde el punto de vista bio-psicosocial y la capacitación del deportista de manera integral y continua en el tiempo.

2.- Orientar, controlar y evaluar a las Federaciones Nacionales en la elaboración de sus programas y planes operativos anuales, para el desarrollo del Deporte Nacional.

3.- Controlar y evaluar el seguimiento organizativo del entrenamiento deportivo, además de lo relacionado con la medicina deportiva, las ciencias aplicadas al deporte y el mejoramiento profesional.

4.- Controlar, supervisar, evaluar el desarrollo y resultado de las competencias nacionales e internacionales.

5.- Dirigir y coordinar las actividades para el desarrollo de un sistema de formación y capacitación de recursos humanos y

---

- Declaración del Viceministro del Deporte y presidente del IND, Eduardo Álvarez, en El Deporte se vistió de rojo... artículo citado, pp. B-6 y B-7
- www.ind.gob.ve. Consultado el 07-03-06
- Oficina General de Planificación y Presupuesto del IND. Proyectos IND 2006.

[5] Ministerio de Educación y Deportes. Gestión e Inversión en Materia Deportiva (1999-2004).pp.6

perfeccionamiento profesional, para la planificación y control del entrenamiento deportivo"[6].

Comprende para el 2006 los siguientes proyectos[7]:

1.- Ciclo Olímpico 2005-2008[8]:

Es el proceso de preparación y participación de las selecciones nacionales en competencias internacionales que concluyen en los Juegos Olímpicos Beijing-China 2008. El último ciclo olímpico (2001-2004) de los atletas venezolanos comprendió las siguientes competencias: Juegos Deportivos Bolivarianos (Ecuador 2001), Juegos Suramericanos (Brasil 2002), Juegos Centroamericanos y del Caribe (El Salvador 2002), Juegos Panamericanos (República Dominicana 2003) y Juegos Olímpicos (Atenas-Grecia 2004).

Con un monto asignado de Bs. 45.458.092.312 (21.143.298,7$), las acciones del proyecto para el 2006 son: "1) Prestar 550.800 asistencias alimentarías de atletas en concentración permanente. 2) Prestar 183.600 asistencias de alojamiento de atletas en concentración permanente. 3) Prestar 1.080.000 asistencias alimentarías de atletas en concentración periódica. 4) Prestar 96.000 asistencias de alojamiento de atletas en concentración periódica. 5) Realizar 20 adquisiciones de materiales, suministros y equipos para 8 centros de alto rendimiento. 6) Asistir a 30 bases de preparación nacionales e internacionales. 7) Asistir a 35 eventos preparatorios para los Juegos Suramericanos y Centroamericanos. 8) Asistir a 22 eventos preparatorios para los deportes no olímpicos. 9) Asistir con una delegación a los Juegos Suramericanos. 10) Asistir con una delegación a los Juegos Centroamericanos. 11) Dotar a 1 delegación con material genérico

---

[6] Ministerio de Educación y Deportes. Gestión e Inversión en Materia Deportiva (1999-2004).pp.6
[7] Oficina General de Planificación y Presupuesto del IND. Proyectos IND 2006.
[8]. Ministerio de Educación y Deportes. Gestión e Inversión en Materia Deportiva (1999-2004).pp.20

para los Juegos Suramericanos. 12) Dotar a 1 delegación con material genérico para los Juegos Centroamericanos. 13) Dotar a 1 delegación con material específico para los juegos suramericanos. 14) Dotar a 1 delegación con material específico para los juegos Centroamericanos. 15) Cancelar 12 nóminas de pagos a 30 entrenadores de países con convenios con Venezuela para atender a las selecciones nacionales. 16) Realizar 250 controles y supervisiones metodológicas a 67 federaciones deportivas, 8 centros de alto rendimiento y eventos nacionales e internacionales. 17) Promoción y difusión de los alcances del proyecto. 18) Impuesto al Valor Agregado (IVA). Monto asignado: Bs.4.265.310. 19) Garantizar el pago para el personal fijo y contratado para la ejecución del proyecto"[9].

2.- Centro Nacional de Ciencias Aplicadas al Deporte (CENACADE):

Creado en el 2004, "se ha convertido en un verdadero apoyo a los grupos de atletas que requieren constante chequeos biomédicos de disciplinas y otros, que conforman su ámbito de acción"[10].

Con una asignación de Bs. 30.000.000.000 (13.953.488,3$) las acciones del proyecto en el 2006 son: "1) Asistir a 10 cursos y/o congresos nacionales e internacionales de capacitación en el área de medicina y ciencias aplicadas al deporte. 2) Difundir y promocionar los alcances del proyecto. 3) Organizar 12 cursos y/o jornadas científicas en medicina y ciencias aplicadas al deporte. 4) Realizar 4 licitaciones para la compra de equipos de procesamiento de datos. 5) Realizar 4 licitaciones para la compra de equipos médico-quirúrgico. 6) Realizar 10 requisiciones de productos farmacéuticos y medicamentos. 7) Realizar 400 visitas de control,

---

[9] Oficina General de Planificación y Presupuesto del IND. Proyectos IND 2006., pp.5-6

[10] Ministerio de Educación y Deportes. Gestión e Inversión en Materia Deportiva (1999-2004).pp.35

supervisión, gestión, coordinación y asesoría a estudiantes, atletas, directivos y estudiantes a nivel nacional e internacional. 8) Realizar 2 licitaciones para la compra de 4 ambulancias. 9) Realizar 24 transferencias de recursos económicos a 12 CENACADE a nivel nacional. 10) Realizar 6 licitaciones para la compra de mobiliario. 11) Realizar 6 requisiciones para la compra de material médico-quirúrgico. 12) Realizar 6 requisiciones para la compra de insumos genéricos clínicos. 13)Realizar 6 requisiciones para la compra de uniformes, batas y lencería. 14) Garantizar el pago para el personal fijo y contratado para la ejecución del proyecto"[11]

3.- Esperanzas Olímpicas y Paralímpicas:[12]

Con un monto asignado de Bs. 6.400.000.000 (2.976.744,1$) las acciones del proyecto en el 2006 son: "1) Asistir a 95 bases de preparación internacional. 2) Asistir a 95 eventos preparatorios para los Juegos Olímpicos Beijing 2008. 3) Cancelar 12 nóminas de becas especiales por rendimiento deportivo a 150 atletas élites olímpicos y paralímpicos. 4) Promover y difundir el alcance del proyecto. 5) Realizar 1 dotación a 150 atletas de material genérico para los entrenamientos. 6) Realizar 1 dotación a 150 atletas de material específico para los eventos preparatorios. 7) Garantizar el pago para el personal fijo y contratado para la ejecución del proyecto"[13]

A corto plazo la meta es lograr un nivel óptimo competitivo en los Juegos Olímpicos de Beijín - China 2008, ubicando a Venezuela dentro del cuadro de medallas de los juegos y 10 atletas aproximadamente entre los 8 primeros lugares. La meta a mediano y largo plazo es elevar el nivel competitivo de las selecciones

---

[11] Oficina General de Planificación y Presupuesto del IND. Proyectos IND 2006., pp.7-8.3.-
[12] www.ind.gob.ve. Consultado el 07-03-06

[13] Oficina General de Planificación y Presupuesto del IND. Proyectos IND 2006., pp.9

nacionales para obtener posiciones dentro del cuadro de medallas olímpicas de forma sostenida y creciente.

4.- Asistencia Socio-integral al Atleta y al ex-atleta:

Es un proyecto que "se afinca en una filosofía de satisfacción de los atletas"[14] para "garantizar un ...mayor nivel competitivo desde el punto de vista agonístico y volutivo"[15].

Con una asignación de Bs. 26.489.000.000 (12.320.465,1$) las acciones del proyecto en el 2006 son: "1) Cancelar 50 matrículas estudiantiles (escolares y universitarias) de los atletas. 2) Cancelar 12 nóminas de becas por rendimiento deportivo. 3) Cancelar 600 bonos por rendimiento deportivo y por medallas obtenidas en las competencias del ciclo olímpico 2006. 4) Promover y difundir el alcance del proyecto. 5) Garantizar la atención de necesidades especiales de atletas de rendimiento, en situación crítica. 6) Garantizar la cancelación de una póliza de Hospitalización, Cirugía y Maternidad nacional e internacional para los atletas, entrenadores y familiares. 7) Garantizar las necesidades de mobiliario, además de los gastos de materiales, suministros y servicios. 8) Organizar 12 actividades recreativas para los atletas que se encuentren en concentración permanente. 9) Realizar 12 requisiciones de material deportivo genérico y específico para dotar a los atletas, entrenadores y personal de apoyo, perteneciente a las preselecciones y selecciones nacionales. 10) Realizar 4 transferencias financieras anuales para la Fundación Integral de Atletas y Exatletas (FUNDAEXA). 11)Fortalecer el desarrollo del proyecto a través de la asistencia y asesoría técnica deportiva a nivel nacional"[16].

5.- Ligas Deportivas Nacionales e Internacionales:

---

[14] El deporte se vistió de rojo...artículo citado
[15] Ministerio de Educación y Deportes. Gestión e Inversión en Materia Deportiva (1999-2004).pp.7
[16] Oficina General de Planificación y Presupuesto del IND. Proyectos IND 2006., pp.10-11

Su finalidad es "estimular el desarrollo de las disciplinas deportivas, masificación del alto rendimiento, identificación, detección y selección de talentos, así como la participación de atletas de las selecciones nacionales para darle más empuje a las competencias"[17].

Con un monto asignado de Bs.10.000.000.000 (4.651.162,7$) las acciones del proyecto en el 2006 son: "1) Garantizar la organización y el funcionamiento de las Ligas deportivas nacionales e internacionales a través del apoyo financiero. 2) Garantizar el pago para el personal fijo y contratado para la ejecución del proyecto[18].

6.- Juegos Deportivos Nacionales:

Con una asignación de Bs. 4.000.000.000 (1.860.465,1$) las acciones del proyecto en el 2006 son: "1) Apoyar financieramente el cierre administrativo del comité organizador de los XVI Juegos Deportivos Nacionales Andes 2005. 2) Apoyar financieramente la apertura y conformación del comité organizador de los XVII Juegos Deportivos Nacionales 2007. 3) Apoyar financieramente la reparación y construcción de la primera etapa de la infraestructura deportiva para la realización de los XVII Juegos Deportivos Nacionales 2007. 4) Garantizar el pago para el personal fijo y contratado para la ejecución del proyecto. 5) Promover y difundir el alcance del proyecto"[19].

7.- Cogestión del sector deporte:

---

[17]Ministerio de Educación y Deportes. Gestión e Inversión en Materia Deportiva (1999-2004).pp.34

[18] Oficina General de Planificación y Presupuesto del IND. Proyectos IND 2006., pp.12.
[19] Oficina General de Planificación y Presupuesto del IND. Proyectos IND 2006., pp.13

Con un monto asignado de Bs. 65.618.730.251 (30.520.339,6$), se destacan en el 2006 las acciones que involucran a las federaciones deportivas: "1) Garantizar el funcionamiento de 61 federaciones deportivas nacionales, olímpicas y no olímpicas. 2) Garantizar los recursos financieros para la organización de eventos deportivos de 61 federaciones, olímpicas y no olímpicas"[20].

8.- Deporte Profesional.

2.2.- DEPORTE PARA TODOS: Es un programa que tiene la finalidad de "diversificar, masificar y sistematizar las actividades deportivas, recreativas y para la salud en los ámbitos: nacional, regional, municipal y parroquial a través de las organizaciones deportivas públicas y privadas".[21] Persigue la masificación a través de los municipios pilotos[22].

Comprende para el 2006 los siguientes proyectos[23]:

1.- Masificación y desarrollo de las actividades deportivas, recreativas y para la salud en Barrio Adentro: Con una asignación de Bs. 15.000.000.000 (6.976.744,1$), para el 2006 la meta es apoyar a los 360 entes deportivos descentralizados del país en el fomento de la cultura física[24] y las acciones anuales son las siguientes: "1) Brindar apoyo logístico y asignación de beca trabajo a los promotores y coordinadores de cultura física recreativa en barrio adentro, a través de 9.792 acciones. 2) Masificación y desarrollo de las actividades deportivas, recreativas y para la salud.... 3) Apoyar logística y financieramente a los 24 entes deportivos regionales y 336 municipios del país, con el fin de ejecutar proyectos deportivos y recreativos. 4) Garantizar el pago

---

[20] Ministerio de Educación y Deportes. Gestión e Inversión...,ob-cit, pp.15.
[21] www.ind.gob.ve. Consultado el 07-03-06

[22] El deporte se vistió de rojo...artículo citado.
[23] Oficina General de Planificación y Presupuesto del IND. Proyectos IND 2006
[24] Oficina General de Planificación y Presupuesto del IND. Proyectos IND 2006., pp.17

para el personal fijo y contratado necesario para la ejecución del proyecto. 5) Realizar reuniones mensuales de trabajo con los 48 coordinadores de las actividades de cultura física y recreativa en barrio adentro. 6) Realizar visitas de seguimiento, control y evaluación a los entes deportivos regionales y municipales, en la ejecución de las actividades deportivas, culturales, físicas y recreativas. 7) Promocionar y difundir los alcances del proyecto"[25].

2.- Universidad Latinoamericana y Caribeña del Deporte:

Con un monto asignado de Bs. 4.000.000.000 (1.860.465,1$) para el 2006, su meta es formar, actualizar y capacitar 80.000 personas al servicio de la educación física, el deporte y la recreación[26]

3.- Juegos Deportivos Nacionales Municipales:

Concebidos "bajo la premisa de que fueran la siembra para expandir el deporte a nivel nacional y...observar el nacimiento de los nuevos talentos para su posterior desarrollo, de igual forma elevar la calidad de vida de los sectores más deprimidos, contribuyendo con la erradicación de vicios y prácticas negativas, que se puedan generar en una colectividad sin distracción"[27]. Tienen un monto asignado de Bs. 4.000.000.000 (1.860.465,1$) en el 2006[28]

4.- Educación y cultura deportiva para los sectores populares:

Con una asignación en el 2006 de Bs. 4.300.000.000 (2.000.000$), la meta del proyecto es incorporar a 5.401.125 personas a la práctica de actividades deportivas, recreativas y para la salud[29].

---

[25] Oficina General de Planificación y Presupuesto del IND. Proyectos IND 2006., pp.17

[26] Oficina General de Planificación y Presupuesto del IND. Proyectos IND 2006., pp.18

[27] Ministerio de Educación y Deportes. Gestión e Inversión...,ob-cit, pp22
[28] Ministerio de Educación y Deportes. Gestión e Inversión...,ob-cit, pp22
[29] Oficina General de Planificación y Presupuesto del IND. Proyectos IND 2006., pp.20

5.- Creación y fortalecimiento de las escuelas comunitarias y municipales de iniciación deportiva:

Su meta es incorporar a niños, niñas y adolescentes a la práctica de actividades deportivas, recreativas y para la salud, teniendo un monto asignado en el 2006, de Bs.10.000.000.000 (4.651.162,7$) [30]

6.- Deporte sectorial:

Tiene como meta incorporar a personas de los diferentes sectores poblacionales a la práctica de actividades deportivas, recreativas y para la salud, teniendo un monto asignado en el 2006, de Bs. 4.000.000.000 (1.860.465,1$) [31].

Los sectores a atender son: militar, penitenciario, laboral, adulto mayor, discapacitados e indígena. El grupo poblacional comprende niños, adolescentes, adultos y adultos mayores. Los principales proyectos a través de transferencias de recursos y convenios son[32]:

Misión Barrio Adentro: 6.361 técnicos cubanos en los municipios.

Municipalización del deporte: convenio con los municipios.

Fortalecimiento de la sociedad civil: Plan Caracas; Criollitos; Liga nacional de Fútbol Menor; y otros.

Eventos deportivos masivos: Juegos deportivos; Día Mundial de Caminar; Actividad Física para la Salud.

2.3.- EDUCACIÓN FÍSICA Y DEPORTE ESCOLAR

Es un programa "con la finalidad de planificar, diseñar, coordinar, supervisar y evaluar las políticas y acciones estratégicas a través de proyectos y programas que contribuyan al fortalecimiento de la Educación Física, el Deporte y la Recreación escolar, con el objeto de profundizar en los cambios curriculares

---

[30] Oficina General de Planificación y Presupuesto del IND. Proyectos IND 2006., pp.21
[31] Oficina General de Planificación y Presupuesto del IND. Proyectos IND 2006., pp.22
[32] www.ind.gob.ve. Consultado el 07-03-06

para obtener progresivamente una mayor concreción de la especialidad en la búsqueda de una educación para la vida y de una formación integral del individuo"[33]. Las escuelas y los liceos son los espacios vitales para la masificación y la captación de talentos[34].

Comprende los siguientes proyectos:

1.- Escuelas y liceos bolivarianos de talentos deportivos:

Con una asignación de Bs. 10.000.000.000 (4.651.162,7$) para el 2006, su meta es captar y brindar atención integral a alumnos-atletas de las escuelas y liceos bolivarianos de talento deportivo en el ámbito nacional[35].

2.- Simoncito deportivo:

Su meta es contribuir al desarrollo integral (cognoscitivo-psicomotor) de niños y niñas en educación inicial a nivel nacional, disponiendo en el 2006 de Bs. 6.000.000.000 (2.790.697,6$) en el presupuesto[36].

3.- Desarrollo y fortalecimiento de la educación física y el deporte estudiantil:

Con un monto asignado de Bs. 8.000.000.000 (3.720.930,2$) en el 2006, su meta es dotar a 2.600 escuelas para atender a 1.246.625 niños y niñas a nivel nacional[37] .

4.- Juegos Deportivos Nacionales Escolares:

---

[33] www.ind.gob.ve. Consultado el 07-03-06

[34] El deporte se vistió de rojo...artículo citado.
[35] Oficina General de Planificación y Presupuesto del IND. Proyectos IND 2006, pp.23

[36] Oficina General de Planificación y Presupuesto del IND. Proyectos IND 2006, pp.25

[37] Oficina General de Planificación y Presupuesto del IND. Proyectos IND 2006,pp.26

"Es el evento culminante del ciclo de competencias deportivas escolares, que se realizan en los niveles intercisos, parroquiales, municipales, estatales y regionales, constituyendo así la máxima expresión de la competencia deportiva escolar del país"[38]. Con una asignación de Bs. 8.000.000.000 (3.720.930,2$) en el 2006, la meta del proyecto es la incorporación de 2.007.639 alumnos-atletas a la actividad deportiva competitiva escolar[39].

5.- Transformación curricular de la educación física:

Su meta es la aplicación de un currículo integral e integrado, socializante y transformador de la educación física al sistema escolar en los 24 estados del país. Tiene un monto asignado de Bs. 3.470.000 (1.613.953,4$) en el 2006[40].

2.4.- INSTALACIONES DEPORTIVAS

El objetivo del programa es "...la construcción, mantenimiento y reparación de la infraestructura deportiva del país, a los efectos de potenciar la capacidad de uso y lograr la optimización de su funcionamiento"[41]. Es una labor coordinada del Instituto Nacional de Deportes con las comunidades, alcaldías y demás organismos involucrados

Comprende los siguientes proyectos:

1.- Construcción II etapa de las residencias mixtas:

Con una asignación de Bs. 8.000.000.000 (3.720.930,2$) para el 2006, su meta es construir residencias mixtas con capacidad para alojar a 220 atletas[42].

---

[38] Ministerio de Educación y deportes. VII Juegos Deportivos Nacionales Escolares y II Participaciójn de la Modalidad de Educación Especial. Yaracuy-Portuguesa. del 17 de julio al 03 de agosto 2005. pp.15

[39] Oficina General de Planificación y Presupuesto del IND. Proyectos IND 2006,pp.27.

[40] Oficina General de Planificación y Presupuesto del IND. Proyectos IND 2006,pp.28

[41] www.ind.gob.ve. Consultado el 07-03-06

[42] Oficina General de Planificación y Presupuesto del IND. Proyectos IND 2006,pp.30

2.- Construcción y reparación de los Centros Nacionales de Ciencias Aplicadas al Deporte (CENACADE):

La meta del proyecto es construir y reparar 4 CENACADE con el fin de contar con espacios y condiciones adecuadas para atender a 5.500 atletas de alto rendimiento, disponiendo para el 2006 de un monto asignado de Bs.2.197.000.000 (1.021.860,4$)[43] .

3.- Construcción y reparación de los espacios deportivos de las escuelas y liceos bolivarianos de talentos:

Con una asignación de Bs.3.200.000.000 (1.488.372$), la meta del proyecto es construir y reparar 50 espacios deportivos en las distintas escuelas y liceos bolivarianos, para atender a una población de 80.000 alumnos[44].

4.- Construcción de techado y reparación de canchas escolares y demás espacios deportivos en las comunidades a nivel nacional:

Su meta es construir y reparar 120 canchas escolares y demás espacios deportivos en las comunidades, para incorporar a la práctica deportiva a 3.255.000 personas, disponiendo de un monto asignado en el 2006 de Bs. 9.400.000.000 (4.372.093$)[45].

5.- Copa América de Fútbol Venezuela 2007:

Con una asignación de Bs. 86.000.000.000 (40.000.000$) para el 2006, la meta del proyecto es la reparación y mantenimiento de 8 infraestructuras en el territorio nacional para la realización de la Copa América de Fútbol en el 2007[46].

6.- Construcción de módulos de entrenamiento para la iniciación en los deportes de combate en los sectores populares:

---

[43] Oficina General de Planificación y Presupuesto del IND. Proyectos IND 2006,pp.31
[44] Oficina General de Planificación y Presupuesto del IND. Proyectos IND 2006,pp.32.
[45] Oficina General de Planificación y Presupuesto del IND. Proyectos IND 2006,pp.33.
[46] Ibid, ,pp.34

Su meta es construir 10 módulos de entrenamiento para la práctica del atletismo en condiciones óptimas, para atender a una población de 3.500.000 personas[47].

7.- Construcción, reparación y mantenimiento de campos de béisbol de diversas categorías a nivel nacional:

Con un monto asignado de Bs. 2.000.000.000 (930.232,5$) en el 2006, la meta del proyecto es construir, reparar y mantener 5 campos de béisbol de diversas categorías, para atender a una población de 2.800.000 personas[48].

8.- Construcción, reparación y mantenimiento de los centros de alto rendimiento:

Su meta es la construcción, mantenimiento y reparación de 5 centros de alto rendimiento, con capacidad para atender en el desarrollo de la práctica deportiva a 3.000 atletas, disponiendo para el 2006 de un monto asignado de Bs.6.000.000.000 (2.790.697,6$)[49].

9.- Recuperación de pistas de atletismo a nivel nacional:

Con una asignación de Bs. 3.000.000.000 (1.395.348,8$) para el 2006, su meta es construir y reparar 3 pistas de atletismo, para incorporar a la práctica deportiva a 250.000 personas[50].

2.5.- CONVENIO DE COOPERACIÓN INTERNACIONAL

Con un monto asignado para el 2006 de Bs. 80.000.000.000 (37.209.302,3$), la meta del programa es incorporar a 1.400 técnicos cubanos en las diferentes comunidades, con el propósito de fomentar, promover y fortalecer la actividad deportiva en el ámbito nacional, esperando la participación activa de 7.680.000 personas[51].

---

[47]Ibid,pp.36
[48]Ibid,pp.37
[49]Ibid,pp.38
[50]Ibid,pp.39.
[51] Ibid,,pp.40

III.- RESULTADOS DE LA POLÍTICA DEPORTIVA SEGÚN EL ESTADO

Los principales logros de la política deportiva, según los más altos funcionarios del Estado, son[52]:

3.1.- EN EL PROGRAMA DEPORTE DE RENDIMIENTO

1.- En el ciclo olímpico:

En el 2001-2004, el país obtuvo el mayor número de medallas (1.000) en un ciclo olímpico. Comprendió: 415 en los Juegos Bolivarianos de Ambato-Ecuador 2001; 229 en los Juegos Suramericanos de Río de Janeiro-Brasil 2002; 289 en los Centroamericanos y del Caribe de San Salvador-el Salvador 2002; 64 en los Juegos Panamericanos de República Dominicana 2003 y 3 en los Juegos Olímpicos Atenas-Grecia 2004. Luego de 20 años de espera, en los Juegos Olímpicos Atenas 2004, se ingresó al cuadro de medallas, obteniéndose dos de bronce: Israel Rubio en el levantamiento de pesas y Adriana Carmona en Tae Kwon Do.

2.- En cuanto a el CENACADE:

El inicio del funcionamiento del Primer Centro de Medicina y Ciencias Aplicadas al Deporte (CENACADE) en San Juan de los Morros-Estado Guárico, con una disponibilidad –en el 2004- de 4.061 millones de bolívares (1.888.837,2$) invertidos en equipos de procesamiento de datos, gastos de funcionamiento, equipos médicos y mobiliario[53]. Y el Proyecto del Centro Científico Internacional para el Entrenamiento Deportivo de Altura (CIEDAV) en Macachíes-Estado Mérida[54].

---

[52] El deporte se vistió de rojo...artículo citado, pp. B-6 y B-7.

[53] Ministerio de Educación y Deportes. Gestión e Inversión...,ob-cit, pp.35.

[54] El CIEDAV "constituye una iniciativa de integración latinoamericana, con el propósito de coadyuvar e incrementar los resultados deportivos de los atletas de nuestra región, fortalecer el intercambio científico-técnico y estrechar los lazos de amistad y hermandad entre los países latinoamericanos. ...Sus instalaciones se ubican al noroeste del estado Mérida, a 9 grados de latitud norte y 71 de longitud Oeste, en el Eje Vial de la carretera trasandina, en el Municipio Rangel, asentamiento poblacional, Capital Mucuchies.....Costo total aproximado: Doce Mil

3.- En el Programa Esperanzas Olímpicas:

Atendió a los 48 atletas clasificados para los Juegos Olímpicos Atenas-Grecia 2004 (realizados 13 al 19-08-04) y el Programa Esperanzas Paralímpicas a los 15 deportistas que compitieron en los Juegos Olímpicos Paralímpicos Atenas-Grecia (17 al 28-09-04). La inversión fue de "un mil 731 mil 114 millones de bolívares (805.169,3$), frente a las destinadas para los Juegos Olímpicos de Sídney 2000, que sólo fueron de 250 millones 722 mil bolívares (116.614,8$)"[55].

4.- En cuanto a los atletas[56]:

1) El gasto promedio o inversión en un atleta nacional de alto rendimiento era de Bs.115.368.400 (53.659,7$) Anual (2004), comprendiendo Alojamiento, Alimentación, Beca Promedio Mensual, Dotación (juegos, entrenamiento, específica), Ayuda Promedio, H.C.M. nacional, Pago de entrenador (honorarios, alojamiento, alimentación), Eventos Nacionales, Eventos Internacionales y Atención Médica+Suplem. 2) Entre 1999-2004 se otorgaron más de Bs. 16.204.436.598 (7.536.947,2$) en becas, lo que constituyó un incremento del 1.177% con respecto al monto de Bs. 1.376.896.400 (640.416,9$) otorgado en el período 1993-1998. Desde el año 2003 se han asignado dos meses adicionales al final del año, una especie de aguinaldo. 3) Perciben ingresos adicionales del Estado como reconocimiento a sus destacadas actuaciones en competencias del ciclo olímpico (Juegos Bolivarianos, Centroamericanos, Panamericanos y Olimpíadas). 4) Las becas benefician a atletas de las selecciones nacionales y "se ha incorporado a todos los atletas de las preselecciones nacionales, postulados por cada federación…y a otros individuos con

Ochocientos Sesenta y Dos Millones de Bolívares (12.862.000.000,00)". Ministerio de Educación y Deportes. Gestión e Inversión…,ob-cit,pp.33.

[55] Ministerio de Educación y Deportes. Gestión e Inversión…,ob-cit, pp.11

[56] Ministerio de Educación y Deportes. Gestión e Inversión…,ob-cit, pp7-9/36

excelentes perspectivas de rendimiento competitivo"[57]: entre 1993 y 1998 sólo recibían ese beneficio 1.630 atletas, mientras que desde 1999 hasta 2004, 4.471 deportistas cuentan con ese beneficio, lo que constituye un incremento del 293%.5) "Los recursos a tiempo, el centro de informática, de telemática, el de idiomas, el comedor, una dieta de acuerdo con los requerimientos de cada disciplina, atención médica, fogueo con extranjeros "[58], es la mejor expresión de una atención integral para los atletas de la alta competencia .6) Creación, en enero 2003, de la Fundación para la Atención Integral al Exatleta (FUNDAEXA) [59], la cual invirtió Bs. 761.061.300 (353.983$), en el período 2003-2004, en Ayudas de Salud, Económicas, Gastos Funerarios, Pensiones Vitalicias (únicas para medallistas olímpicos), Habitacionales, Hospedaje, Alimentación y Traslados al interior del país[60]. Además, gestionó ante el Seguro Social pensiones por vejez a 72 ex-atletas.

En el año 2004, el Instituto Nacional de Deportes puso en marcha 15 Ligas Nacionales Deportivas: baloncesto, fútbol de salón, fútbol de campo, gimnasia, polo acuático, volibol de cancha, volibol de playa, softbol, tenis de mesa, canotaje, judo, esgrima, atletismo y béisbol[61].

Se realizaron exitosamente los XVI Juegos Deportivos Nacionales Andes 2005 y están adelantados los preparativos para los XVII Juegos Deportivos Nacionales 2007.

[57] Ministerio de Educación y Deportes. Gestión e Inversión...,ob-cit, pp9.
[58] El deporte se vistió de rojo...artículo citado
[59] Organización de carácter social, sin fines de lucro y adscrita al Instituto Nacional de Deportes (IND). Su objetivo es brindar atención integral a atletas y exatletas, áreas socio-económicas, educación, educación, promoción de la salud, deporte y recreación, atención psicológica, asesoría legal, participación y difusión de los derechos humanos y ciudadanos". Ministerio de Educación y Deportes. Gestión e Inversión...,ob-cit, pp36.
[60] Ministerio de Educación y Deportes. Gestión e Inversión...,ob-cit, pp36.

[61] Ministerio de Educación y Deportes. Gestión e Inversión...,ob-cit, pp34

En el período 1999-2004 a las federaciones deportivas olímpicas (dirigen deportes que participan en los Juegos Olímpicos) el Estado le otorgó recursos por el orden de Bs. 56.993.660.481 (26.508.679,2$), un incremento significativo con respecto al monto de Bs.5.076.642.900 (2.361.229,2$) otorgado en el quinquenio 1994-1998[62]

3.2.- EN EL PROGRAMA DEPORTE PARA TODOS
1.- Cronológicamente los proyectos se han desarrollado así:
2002-2003:
Municipalización Deportiva (Pilotos), Escuelas Comunitarias de Iniciación deportiva, ONG´s Deportivas y Convenio Cuba-Venezuela.
2004:
Municipalización Deportiva (Pilotos), Escuelas Municipales de Iniciación Deportiva, Escuelas Comunitarias de Iniciación Deportiva, ONG´s Deportivas, Convenio Cuba-Venezuela, Barrio Adentro Deportivo, eventos masivos.
Proyectos 2005:
Municipalización Deportiva (Pilotos), Escuelas Municipales de Iniciación Deportiva, Escuelas Comunitarias de Iniciación Deportiva, ONG´s Deportivas, Convenio Cuba-Venezuela, Barrio Adentro Deportivo, Juegos Inter-Barrios y Parroquiales.
2.- En Barrio Adentro Deportivo:
Hasta agosto 2004, Barrio Adentro Deportivo estaba presente en los 24 estados del país y la población atendida ha crecido progresivamente, como puede verse a continuación:
COMPARACIÓN DE LA POBLACIÓN ATENDIDA EN BARRIO ADENTRO DEPORTIVO[63]

---

[62] Ministerio de Educación y Deportes. Gestión e Inversión...,ob-cit, pp10
[63] www.ind.gob.ve/docs/informacióninternerbarrioadentro.pdf. Consultada el 07-03-06

	2002-2003	2004	2005
Población atendida	1.700.000	7.000.000	9.000.000
	(7,7%)	(24,1%)	(34,6%)
Población total	22.000.000	24.000.000	26.000.000

3.- Atención a Municipios y Deporte Sectorial:

En el año 2005 "Fueron atendidos 176 Municipios Recreativos, 17 Municipios Pilotos y 187 Municipios participantes en los Juegos Interbarrios, beneficiando a un total de 1.452.106 personas con una inversión de aproximadamente Bs. 1.658.000.000 (771.162,7$).

En aras dar continuidad al desarrollo del Deporte Sectorial se brindó apoyo logístico y financiero para la ejecución los Juegos Deportivos Nacionales Penitenciarios en los que participaron 978 personas, los Juegos de Deportes Indígenas con 1.200 participantes, los Juegos Deportivos Nacionales Militares con 1.644 participantes y los Juegos Deportivos Laborales de los Trabajadores del IND con 540 participantes para un total de 4.362 beneficiarios efectuando una inversión de Bs. 4.530.000.000 (2.106.976,7$).

Se apoyó financieramente con un monto de Bs. 4.000.000.000 (1.860.465,1$), la ejecución de los III Juegos Deportivos Nacionales Militares Cojedes 2005, los cuales tuvieron 1.644 participantes entre atletas, entrenadores, delegados, personal logístico. De ese total 1.122 son atletas pertenecientes a 13 disciplinas deportivas y ocupó el primer lugar el RM-8 con un total de 90 medallas.

Se apoyó la ejecución del I Encuentro Nacional de Deporte Indígena, celebrado en el Estado Bolívar, donde asistió una delegación conformada por 869 personas procedentes de 8 estados del país, compitieron disciplinas deportivas autóctonas y convencionales, fomentándose la participación e integración de las diferentes etnias del territorio nacional en un evento de esta categoría, efectuándose una inversión total de Bs. 106.000.000 (49.302,3$). En dicho evento ocupó la posición 1° el Estado Bolívar.

Se brindó apoyo financiero para la realización de los Juegos Nacionales Deportivos Penitenciarios, celebrados en el Estado Tachira en los que participaron 1.150 atletas reclusos de los diferentes centros de reclusión del país, pertenecientes a 8 disciplinas deportivas: Ajedrez, Atletismo, Baloncesto, Boxeo, Fútbol de Salón, Tenis de Mesa, Voleibol y Dominó, efectuándose una inversión total de Bs. 350.000.000 (162.790,6$), resultó campeón los atletas del Centro Nacional de Maracaibo.

Se orientaron acciones para fomentar la práctica deportiva con fines recreativos y para la salud, siendo los de mayor significación el Día del Desafío donde participaron 340.533 personas, Día Mundial del Caminar donde participaron 378.998 personas y el Festival Deportivo de Playa con la incorporación de 1.500 personas, para una inversión total de Bs. 166.000.000 (77.209,3$).

Asimismo, se brindó apoyo a 80 Organizaciones Deportivas públicas y privadas a nivel nacional, para el desarrollo de eventos y actividades deportivas recreativas y para la salud, a través de los cuales se benefició a 60.958 personas, efectuando una inversión de Bs. 578.800.000" [64](269.209,3$)

4.- Universidad Iberoamericana del Deporte:

En el 2005, se invirtieron Bs. 1.999.271.000 (929.893,4$) en materiales, suministros y equipos y Bs. 100.000.000 (46.511,6$) en equipamiento, instalación y puesta en marcha del departamento

---

[64]

http://www.ind.gov.ve/http://www.ind.gov.ve/gestion/Gestion%20Institucional/rrhh_ayudas_otorgadas.htm. 29/03/2006.pp.10-13.

de Telemática e Internet[65]. En el 2006 se inició el funcionamiento de la universidad.

5.- Juegos Nacionales Municipales:

Se han realizado exitosamente tres ediciones en 2003, 2004 y 2005. En el 2003 participaron 2.329 atletas de 155 instituciones municipales con una inversión de Bs. 1.900.000.000 (883.720,9$), aumentando la participación a 3.067 atletas de 314 municipios en el 2004 y una inversión de Bs. 2.110.000 (981.395,3$)[66]

3.3.- PROGRAMA DE EDUCACIÓN FÍSICA Y DEPORTE ESCOLAR.

1.- Proyecto Estratégico Nacional de Ajedrez Escolar:

En el año 2005 se promulgó la Misión Ajedrez[67], adelantándose el Proyecto Estratégico Nacional de Ajedrez Escolar. Se realizaron 4.400 dotaciones de material para una población beneficiaria de 1.743.684 alumnos y se capacitaron 254 docentes, con una inversión de Bs. 74.580.000 (34.688,3$)[68].

2.- Juegos Deportivos Escolares:

Se han realizado 7 ediciones con importantes resultados alcanzados[69]:

---

[65]http://www.ind.gov.ve/http://www.ind.gov.ve/gestion/Gestion%20Institucional/rrhh_ayudas_otorgadas.htm. 29/03/2006.pp.6

[66] Ministerio de Educación y Deportes. Gestión e Inversión...,ob-cit, pp23.

[67] El otro proyecto de la Misión Ajedrez se encuentra en Barrio Adentro Deportivo

[68]
http://www.ind.gov.ve/http://www.ind.gov.ve/gestion/Gestion%20Institucional/rrhh_ayudas_otorgadas.htm. 29/03/2006.pp.16

[69]
http://www.ind.gov.ve/http://www.ind.gov.ve/gestion/Gestion%20Institucional/rrhh_ayudas_otorgadas.htm. 29/03/2006.pp.19-21

47

EDICIÓN	SEDE	INVERSIÓN EN Bs.	ATLETAS PARTICIPANTES	Talentos Detectados
I	MIRANDA 1998	65.000.000 (30.232,5$)	994	X
II	ZULIA 1999	272.000.000 (126.511,6$)	1.211	X
III	YARACUY 2000	686.000.000 (319.069,7$)	3.439	X
IV	LARA 2002	800.000.000 (372.093$)	3.136	X
V	TÁCHIRA 2003	1.500.000.000 (697.674,4$)	1.912	235
VI	MERIDA 2004	2.670.000.000 (1.241.860,4$)	2.559	293
VII	YARA - PORT 2005	4.100.000.000 (1.906.976,7$)	3.289	356
TOTALES	SIETE (07) EDICIONES)	10.093.000.000 (4.694.418,6$))	16.540	884

Los VII Juegos Deportivos Nacionales Escolares y II Participación de la modalidad de Educación Especial, se realizaron en Yaracuy - portuguesa 2005. La inversión total fue de Bs. 4.072.500.000 (1.894.186$), incluyendo la ejecución de las fases: intercursos, municipal, estadal y regional hasta llegar a la fase nacional con la participación de 2.250 estudiantes-atletas de Básica (15 deportes) y 864 en la modalidad Especial (5 deportes). Es importante destacar que se detectaron 356 Talentos Deportivos en 12 disciplinas: Atletismo, Baloncesto, Balonmano, Fútbol Campo, Fútbol de Sala, Fútbol de Salón, Gimnasia Artística y Gimnasia Rítmica, Tenis de Mesa, Voleibol de Cancha y Voleibol de Playa. Además, se contó con la participación de 4 países: Aruba, Cuba, Curazao y República Dominicana, con 175 atletas, para un total de 3.289 atletas participantes.

Venezuela participó en los XI Juegos Suramericanos Escolares en la ciudad de Buenos Aires, Argentina, en siete disciplinas deportivas a saber: Atletismo, Ajedrez, Tenis de Mesa, Voleibol,

Baloncesto, Fútbol de Campo y Atletismo en Educación Especial, con una delegación de 150 personas. La inversión fue de de Bs. 593.833.000 (276.201,3$).

3.- Ayudas económicas: Se iniciaron y se han mantenido[70]:
2003-101 estudiantes atletas- 273 millones de bolivares (126.976,7$)
2004- 106 " " - 270 " " (125.581,3$)
2005- 258 " " - 209 " " (97.209,3$)
4.- Para el 2006 se tienen los siguientes proyectos en desarrollo:

PRINCIPALES PROYECTOS[71]

ESCUELAS DE TALENTO DEPORTIVO	CAPACITACIÓN Y FORMACIÓN PERMANENTE	DISEÑOS CURRICULARES	EVENTOS DEPORTIVOS ESPECIALES	LIGAS ESCOLARES
24 UNIDADES DE TALENTO DEPORTIVO	PROYECTO SALTO ACTUALIZACIÓN DOCENTE ESPECIALIZACIONES UNIVERSIDAD DEL DEPORTE	EDUCACIÓN FÍSICA Y DEPORTE ESCOLAR	JUEGOS ESCOLARES PRUEBAS DE APTITUD FÍSICA	DEPORTES ESTRATÉGICOS

UNIDADES EDUCATIVAS DE TALENTO DEPORTIVO			
18-19 años	selecciones nacionales	federaciones	
15-17 años	2 unidades educativas nacionales de talento deportivo		

70

http://www.ind.gov.ve/http://www.ind.gov.ve/gestion/Gestion%20Institucional/rrhh_ayudas_otorgadas.htm. 29/03/2006.pp.22
71 www.ind.gob.ve. Consultado el 07-03-06

11-15 años 11.040 niños aprox.	24 unidades educativas de talento deportivo	asociaciones	
09- años 3.500.000 alumnos aprox.	juegos deportivos nacionales municipales	juegos deportivos escolares	campamentos nacionales campamentos regionales
	deporte para todos	educación física y deporte escolar	ligas, clubes, y escuelas deportivas

ESTRATEGIAS PARA LA RESERVA DEPORTIVA NACIONAL:[72]

Organizaciones	Población
Escuela Municipales de Iniciación	47.109
ONG (Plan Caracas, Criollitos y Otros)	542.222
Juegos Municipales (En todas las Fases)	643.531
Juegos Escolares (En todas las Fases)	1.000.000
Prog. Educ. Física (6to 7mo)	3.500.000
U.E.T.D Estatales	11.040
Barrio Adentro	5.507
Asociaciones Deportivas	150
Unidades Educación Nacionales de Talentos	500
Selecciones Nacionales	500
Total, General	**5.750.559**
Nuestra Proyección	el 2% (115.000) En Reserva Deportiva

3.4.-

PROGRAMA DE INSTALACIONES DEPORTIVAS

1.- Inversión: Entre 1999 y 2004 se invirtieron Bs.52.571.000.000 (24.451.627,9$) en instalaciones deportivas, un notable aumento en relación a lo invertido en el período 1994-1998

---

[72] www.ind.gob.ve. Consultado el 07-03-06

que fue de Bs. 782.000.000[73] (363.720,9\$). Desde el 2002 y hasta agosto 2004, se refaccionaron más de 270 canchas en las escuelas y se construyó la Ciudad Deportiva en Cojedes, que costó al Estado cerca de 400 millardos de bolívares[74] (186.046.511,6\$).

2.- Obras adelantadas en el 2005:

Infraestructura de los Centros de Alto Rendimiento: Contratación de 44 obras requeridas por un monto de inversión de Bs. 2.899.133.251,56 (1.348.434\$). Del total de obras, 21 se ejecutaron en un 100%; el monto relacionado en valuaciones alcanzó la cantidad de Bs. 1.625.324.809,95 (755.965\$); que refleja un avance en obra ejecutada del 56% con relación al monto total contratado[75].

Reparación y techado de canchas de usos múltiples: Fueron 28 obras programadas, ubicadas en 6 estados. La inversión alcanzó la cantidad de Bs. 648.999.355,52 (301.860,1\$); 21 de las obras señaladas se ejecutaron en un 100%, el monto cancelado alcanzó la cantidad de Bs. 555.500.105,67 (258.372,1\$), que refleja un avance en obra ejecutada del 86% con relación al monto total contratado[76].

Reparación y mantenimiento de otras instalaciones deportivas: Fueron 29 obras ubicadas en 8 estados. La inversión llegó a Bs. 5.700.550.597,63 (2.651.418,8\$); con el objetivo de acondicionarlas para el uso de los atletas y la población escolar.; 17 de las obras señaladas se ejecutaron en un 100%. El monto

---

[73] Ministerio de Educación y Deportes. Gestión e Inversión...,ob-cit, pp.39.
[74] El deporte se vistió de rojo...artículo citado

[75]
http://www.ind.gov.ve/http://www.ind.gov.ve/gestion/Gestion%20Institucional/rrhh_ayudas_otorgadas.htm. 29/03/2006.pp23.
[76]
http://www.ind.gov.ve/http://www.ind.gov.ve/gestion/Gestion%20Institucional/rrhh_ayudas_otorgadas.htm. 29/03/2006.pp.24

relacionado alcanzó la cantidad de Bs. 2.572.199.807,66 (1.196.372$), lo que refleja un avance en obra ejecutada del 45% en relación con el monto total contratado[77].

Para los Juegos Deportivos Nacionales Andes 2005: La inversión de Bs. 400.000.000.000 (186.046.511,6$) en 12 obras ubicadas en los tres estados (Mérida, Trujillo y Táchira) organizadores.

Copa América de Fútbol 2007: Ya iniciado en el 2005, continúa en el 2006 el acondicionamiento de los estadios para montar tan importante evento internacional. El costo total de la inversión en la Copa América se estimó en el 2005, en Bs. 70.000.000.000[78] (32.558.139,5$).

3.5.- PROGRAMA DE CONVENIOS

Hasta agosto 2004, se tenían establecidos convenios con Argentina, Bolivia, Brasil, Bulgaria, Chile, China, Colombia, Cuba, Ecuador, El Salvador, España, Haití, Japón, México, Nicaragua, Panamá y Perú. Con 6.112 entrenadores cubanos diseminados por todo el país.

Según el IND, los convenios internacionales en el 2005 eran los siguientes:

Rusia: Calendario de Cooperación Deportivo.

Colombia: Programa de Intercambio educativo, cultural y deportivo, 2004 – 2006, entre Colombia y Venezuela.

Corea: Modelo de Memorando de Entendimiento.

Italia: Reunión Mixta.

---

[77]

http://www.ind.gov.ve/http://www.ind.gov.ve/gestion/Gestion%20Institucional/rrhh_ayudas_otorgadas.htm. 29/03/2006.pp.24.

[78]

http://www.ind.gov.ve/http://www.ind.gov.ve/gestion/Gestion%20Institucional/rrhh_ayudas_otorgadas.htm. 29/03/2006.pp.8

Se logró enviar a los países integrantes del CADE, toda la documentación digitalizada y la información relativa al desarrollo de las actividades del consejo, a través de la Oficina de la Coordinación del CADE.

Se coordinó la realización n de los juegos ALBA 2005, en la Habana, República de Cuba.

Se logró que los países de América y el Caribe, conocieran el programa de Barrio Adentro Deportivo y las Ligas Caribeñas como un mecanismo efectivo de Cooperación Deportiva objetivo principal de aportar atención a las comunidades a través de intercambios deportivos, técnicos especializado y de talleres.

Se elaboró el Documento Rector de la Universidad Iberoamericana y Caribeña del Deporte, el cual va a permitir que se consolide su creación en el año 2006.

En el Marco de los Juegos Nacionales 2005, se realizó la reunión preparatoria de la VI Cumbre del CADE con la participación de las comisiones de Capacitación y Educación, Deportes, Dopaje y Medicina y Ciencias Aplicadas al Deporte.

ARGENTINA, BOLIVIA, BRASIL, BULGARIA, CHILE, CHINA, COLOMBIA, COSTA RICA, CUBA, ECUADOR, EL SALVADOR, ESPAÑA, HAITÍ, ITALIA, JAPÓN, MÉXICO, NICARAGUA, PANAMÁ, PERÚ, PUERTO RICO, REPÚBLICA DOMINICANA, RUSIA"[79].

3.6.- PROGRAMA DE PRESUPUESTO

Hasta el 2004, según el Viceministro del Deporte y presidente del IND, Eduardo Álvarez: "En el período del presidente Chávez se ha duplicado el presupuesto deportivo de los 50 años anteriores. El Instituto Nacional de Deportes se fundó en 1949. Nosotros

---

[79]

http://www.ind.gov.ve/http://www.ind.gov.ve/gestion/Gestion%20Institucional/rrhh_ayudas_otorgadas.htm. 29/03/2006.pp.4-5 hemos invertido alrededor de 600 millardos de bolívares"[80] (279.069.767,4$). Inversión que siguió aumentando en el año 2005, cuando el IND tuvo en el 2005, la ejecución presupuestaria más alta de su historia con un monto de Bs. **861.470.804.489**[81] **(400.684.095,1$).**

IV- APROXIMACIÓN A UNA EVALUACIÓN DE LA POLÍTICA DEPORTIVA DEL ESTADO EN VENEZUELA.

4.1.- EN LO TEÓRICO-CONCEPTUAL

Destacan como positivos en la política deportiva del Estado, los siguientes elementos:

1) La definición del deporte y la recreación como actividades que contribuyen a mejorar constantemente la calidad de vida - individual y colectiva- de la población y el reconocimiento del papel fundamental de la educación física y el deporte en la formación integral del individuo.

2) Ubicar en primer plano o como base de la política deportiva del Estado -que rige al Sistema Nacional Bolivariano del Deporte- la participación de la población, como se aprecia en la frase: "la masificación y democratización de la actividad en el barrio y en la escuela"[82] . Con el Sistema Nacional Bolivariano del Deporte (en adelante SNBD) se pretende que la sociedad asuma una mayor responsabilidad con el deporte, expresada en valores y compromisos individuales y colectivos.

---

[80] El deporte se vistió de rojo...artículo citado

[81]

http://www.ind.gov.ve/http://www.ind.gov.ve/gestion/Gestion%20Institucional/rrhh_ayudas_otorgadas.htm. 29/03/2006.pp.1

[82] Declaración del Ministro de Educación y Deporte, Aristóbulo Istúriz, publicada en El Deporte se vistió de rojo. Diagnóstico 1999 –2004. El Nacional 08-08-04. pp.B-6.

La base de las limitaciones teórico-conceptuales de la política deportiva del Estado, está en la ausencia de consideraciones con respecto a la situación del deporte en el mundo hoy. Se tomó poco en cuenta cuáles son las características, tendencias y perspectivas del deporte en la globalización, en el momento de definir la política deportiva.

En los documentos oficiales estudiados, apenas en uno se aborda el tema de manera marginal y superficial. Sólo se menciona en el capítulo dedicado a la Visión del SNBD, cuando se afirma que el Sistema Nacional Bolivariano del Deporte, en tanto forma de organizar el Estado toda la actividad deportiva del país, es el "Garante de la actividad física, el deporte y la recreación como derecho social; propiciando el desarrollo bio-psico-social armónico en todos los estratos sociales de la población; mediante una gestión excelente, a tono con las tendencias mundiales del deporte"[83].

¿Cuáles son las consecuencias teórico-prácticas de elaborar una política deportiva sin tomar en cuenta las características, tendencias y perspectivas del deporte en la globalización?

La conversión del deporte en una empresa transnacional de espectáculo y entretenimiento, establece de manera definitiva una completa diferenciación del deporte con respecto a la educación física y la recreación. El deporte hoy tiene una lógica, dinámica y orientación, sustancialmente distinta a la educación física y a la recreación; su esencia es distinta, independientemente de tener elementos comunes.

En las precisiones teórico-conceptuales de la política deportiva del Estado, se encuentra una preeminencia del concepto de deporte sobre los de educación física y recreación. Por ejemplo, en el

---

83 www.ind.gob.ve. Consultado el 07-03-06. El subrayado es nuestro

artículo 111 de la Constitución de la República Bolivariana de Venezuela, se menciona 7 veces la palabra deporte y sus derivadas (deportistas y deportivas), 2 recreación y 1 educación física. En los demás documentos del Estado persiste el desequilibrio en la amplia utilización de la palabra deporte y la limitada presencia de los vocablos recreación y educación física.

En definitiva, los conceptos de educación física y recreación aparecen como accesorios y complementarios, apéndices, del concepto matriz: deporte.

Más allá de un ejercicio u obsesión académica por la precisión teórico-conceptual, interesa destacar que las limitaciones teóricas y conceptuales tienen efecto práctico en la aplicación de la política deportiva –al menos- en dos grandes vertientes principales:

1) Es frecuente la confusión entre las competencias específicas y las competencias concurrentes de los organismos del Estado (municipales, regionales y nacionales): éstos cumplen sus funciones de manera indiferenciada, indistintamente, y sin una jerarquización adecuada; una instancia estatal invade el ámbito de competencia de otra y descuida la que le compete específicamente.

Muchas veces asumen como principal una competencia concurrente y colocan en segundo plano su competencia específica. Esta situación puede ilustrarse, por ejemplo, con algunos municipios que impulsan y apoyan totalmente con recursos humanos, materiales, infraestructura, inversión directa, patrocinio… a equipos profesionales de deporte de rendimiento (competencia concurrente) mientras, en contrapartida brindan asistencia limitada y marginal a las actividades recreativas, de salud y deportivas comunitarias (competencia específica fundamental).

2) Elementos fundamentales de la actividad de educación física y recreación del país pierden su especificidad al adquirir la lógica,

dinámica y orientación propias del deporte. Así, la educación física y la recreación (en tanto dimensiones de la aplicación de la política del Estado) en importantes escenarios sociales del país han sido distorsionadas, desvirtuadas en su esencia al quedar convertidas en deporte.

4.2- EN LA PRÁCTICA

Pueden resumirse los logros fundamentales de la política deportiva del Estado, de la siguiente manera:

1) El deporte y la recreación son derechos constitucionalmente establecidos con el mismo rango e importancia de otros derechos sociales, tales como salud, vivienda, educación...; además, el Estado los asume como política de educación y salud pública. Igualmente, es importante el reconocimiento constitucional al papel fundamental de la educación física y el deporte en la formación integral de la niñez y la adolescencia.

2) La creciente inversión del Estado en deporte, la más alta en términos absolutos y relativos en la vida democrática del país.

3) La presencia de una oferta pública de actividades deportivas, recreativas y de prevención de la salud, para la población. Con Barrio Adentro Deportivo, por primera vez en la historia del país se establece la posibilidad real de incorporación de la mayoría de los venezolanos a una actividad física deportiva, recreativa y de prevención de la salud, de una manera regular, sistemática y con basamento científico-técnico especializado.

4) La atención a los atletas de las pre-selecciones y selecciones nacionales, el Programa Esperanzas Olímpicas, la institucionalización de las Ligas Nacionales de Rendimiento, son importantes elementos que coadyuvaron a obtener el mayor número de medallas en competencias durante un ciclo olímpico (2001-2004). Es de resaltar que, en el cierre del ciclo, en los Juegos

Olímpicos Sídney 2004 el país alcanzó tres medallas después de 20 años sin obtener medalla alguna.

Igualmente, la creación del Centro Nacional de Ciencias Aplicados al Deporte (CENACADE) es positiva porque pretende combatir el empirismo deportivo.

5) La institucionalización de los Juegos Nacionales Escolares y de los Juegos Nacionales Municipales, ha permitido ampliar la captación de talentos deportivos, de detectar los atletas potenciales candidatos a formarse y convertirse en deportistas de alto rendimiento, miembros de las pre-selecciones y selecciones nacionales que representan al país en las competencias internacionales.

6) La preocupación por redefinir y establecer un nuevo tipo de relación entre el Estado y las instancias nacionales (Comité Olímpico Venezolano, federaciones nacionales...) e internacionales (Comité Olímpico Internacional, federaciones internacionales...) de la Organización Deportiva Mundial.

7) La presencia masiva de personal cubano ha permitido, por una parte, iniciar el impulso del Programa Barrio Adentro Deportivo y por la otra, ha cumplido funciones de asesoría en el resto de los Programas del Instituto Nacional de Deportes. De alguna manera, se ha operado un intercambio de conocimiento y aportes a la experiencia venezolana en educación física, deporte y recreación.

Las principales limitaciones y desaciertos de la política deportiva aplicada por el Estado, entre otros, son:

1) La existencia en algunos sectores de la dirigencia deportiva y política, de cierto triunfalismo y exageración, sobreestimación, de los logros alcanzados en el deporte de rendimiento, hasta el punto

de creer y difundir que ya Venezuela es una potencia deportiva. Y esto no es verdad.

Una cosa es decir y reconocer que se han dado algunos pasos importantes y se han alcanzado ciertos triunfos, en la perspectiva de recuperar el deporte de rendimiento para intentar convertir el país en una potencia deportiva continental y mundial. Pero, todavía no lo somos porque:

1) Aún cuando son muy importantes los eventos (Juegos Bolivarianos 2001, suramericanos 2002, Centroamericanos 2002, Panamericanos 2003 y Juegos Olímpicos 2004) donde Venezuela se ha destacado en el ciclo olímpico 2001-2004 aumentando el número de medallas y triunfos alcanzados, es necesario reconocer lo siguiente:

Hasta los Juegos Centroamericanos la competencia es con países de América Latina y el Caribe que tienen, en general, un nivel limitado en relación a las exigencias competitivas mundiales (Cuba es la excepción)[84] . En los Juegos Panamericanos el nivel competitivo es más alto por la presencia de EEUU y Canadá, con Cuba llevando sus mejores atletas para enfrentarlos a estos nuevos competidores.

La medición final del progreso competitivo comienza con los Juegos Panamericanos y sigue con los Juegos Mundiales por disciplina deportiva (Mundial de Fútbol, de Volibol, de Baloncesto, de Atletismo…) y los Juegos Olímpicos

En conclusión:

El país ha avanzado significativamente en lo deportivo, al compararse con los países de América Latina y el Caribe. Es un

---

[84] En los Juegos Olímpicos Atlanta 1996 y Sydney 2000, Cuba obtuvo 2,96% y 3,12% del total de medallas respectivamente, ubicándose como país entre las diez primeras potencias deportivas mundiales, mientras el resto de los países de América Latina y el Caribe, en conjunto, obtuvieron 3,68% y 4,2%. ALTUVE, Eloy. Deporte: modelo perfecto de globalización. CEELA-LUZ. Imprenta Internacional. Maracaibo 2002, pp.61.

avance que debe valorarse en su justa dimensión: no debe sobreestimarse porque en los Juegos Centroamericanos y del Caribe 2006, el Instituto Nacional de Deporte (IND) falló estrepitosamente en el pronóstico de la actuación de los atletas del país: se obtuvieron alrededor de 20% menos de las medallas estimadas y se alcanzó el cuarto lugar en el cuadro general de medallas habiéndose estimado obtener el tercer lugar; tampoco debe subestimarse porque luego se recuperó y en los Juegos Sudamericanos 2006 –contra todo pronóstico- alcanzó el segundo lugar.

Es un avance moderado cuando se compara con los países del mundo entero, evidenciado con la obtención de 3 medallas en los Juegos Olímpicos Sídney 2004, después de 20 años sin haber obtenido ninguna. Esta tendencia de progreso moderado mundial fue reconfirmada con la actuación del equipo de Venezuela en las eliminatorias del Mundial de Fútbol, la mejor de la historia, pero, sin el suficiente progreso para lograr la clasificación al Mundial Alemania 2006: una vez el más el equipo nacional fue eliminado para un Mundial de Fútbol.

2) El país carece de una maquinaria deportiva capaz de producir de manera permanente, sostenida, atletas del más elevado nivel de rendimiento, con actuaciones destacadas en los Juegos Olímpicos o en los Campeonatos Mundiales por disciplina deportiva. Esto se hace evidente en lo efímero que son las destacadas figuraciones mundiales que alcanzamos en alguna disciplina deportiva, nuestros éxitos o reinados deportivos mundiales suelen durar muy poco. La conducta del país es –como lo han dicho algunos columnistas- pasar de lo sublime a lo ridículo, de una destacada actuación mundial en un día para pasar a un estrepitoso fracaso al día siguiente. Puede ilustrarse con el caso del baloncesto, que en el Pre-Olímpico Portland-EEUU 1992 año quedó segundo en la zona de

América (superado por EEUU) y clasificó a los Juegos Olímpicos Barcelona 1992, e inmediatamente entró a un letargo -con actuaciones y rendimiento muy pobres- que lo consumió durante varios años y en época reciente los preliminares resultados obtenidos vaticinaban su recuperación mundial, hasta que el sorprendente desastroso resultado obtenido en el Campeonato Mundial 2006 confirmó su fracaso.

Las auténticas potencias deportivas tienen una maquinaria capaz de producir de manera permanente la generación de relevo de deportistas exitosos de categoría mundial. Sus éxitos son mucho más prolongados en el tiempo y, por supuesto, se reducen y hasta fracasan, y esto es normal en el deporte. Pero, son capaces de revisarse, recuperarse y volver –en relativamente poco tiempo- volver a estar en lugares destacados mundialmente.

2) Inexistencia de un proyecto deportivo nacional donde se encuentre claramente definido y legalmente establecido el marco de competencia específico y concurrente de los diferentes organismos del Estado (Instituto Nacional de Deportes, Viceministerio del Deporte, Institutos Regionales de Deportes y Alcaldías)

Por falta de claridad teórico-conceptual, por aspiraciones políticas coyunturales y por la discrecionalidad intrínseca – culturalmente- a la administración pública venezolana, no existe unidad de acción mancomunada entre los diferentes organismos del Estado, a los efectos de alcanzar las grandes metas y asumir los retos en el intento de proyecto deportivo nacional que es el Sistema Nacional Bolivariano del Deporte.

Usualmente un organismo centra su atención en una competencia concurrente y desatiende su función específica, fundamental, al punto de invadir el ámbito de competencia de otro organismo y no cumplir con la que le compete específicamente;

también es usual que un organismo cumpla su función específica y no asume casi nada de una competencia concurrente. Si a esto se le suma la desarticulación en el accionar entre los diferentes organismos, es notoria cierta anarquía en la aplicación de la política deportiva del Estado.

Un ejemplo ilustrativo de esta situación, lo constituyen los Juegos Deportivos Nacionales (JDN), el máximo evento deportivo de alto rendimiento donde participan delegaciones de competidores de los distintos estados del país y cuyos objetivos son a) Coyuntural o en el corto plazo: Comparar el rendimiento deportivo entre los estados del país. b) Estratégico o en el mediano y largo plazo: Detectar prospectos o candidatos potenciales a formar parte de las pre-selecciones y selecciones nacionales, alimentando el personal de planta competitiva del alto rendimiento nacional (la posible generación de relevo).

En la práctica, muchos gobiernos regionales (Institutos Deportivos de los estados) han colocado como objetivo casi exclusivo ganar u obtener una destacada actuación en los JDN perdiendo de vista o subestimando el objetivo estratégico de carácter nacional. Los JDN tienden a ser una competencia de prestigio entre los estados, cuyos resultados favorables apuntalan y son propaganda de determinadas gestiones de gobierno regionales, sirviendo de sustento y trampolín para las aspiraciones políticas de los gobernadores (y sus equipos de gobierno) de los estados exitosos.

Por eso, muchos gobiernos de los estados no han escatimado esfuerzos e invertido los recursos que sean necesarios para ganar, con medidas tales como: a) Enviar al exterior a atletas y equipos completos de diversas disciplinas a completar su ciclo de preparación. b) Un estado le quita atletas a otro al ofrecerle a estos mejores beneficios, las premiaciones a los atletas victoriosos en los

JDN han superado muchas veces a las recibidas por atletas de las selecciones nacionales por competir internacionalmente (afortunadamente, el Instituto Nacional de Deportes ha empezado a controlar estas situaciones). Como puede verse, la irracionalidad económica y deportiva ha signado la conducta de muchos gobiernos regionales porque está fuera de toda lógica en el marco del interés supremo del país, que unos atletas sin ser miembros ni siquiera de las preselecciones nacionales, por un lado, se estén entrenando fuera del país, y por el otro, perciban por sus éxitos en los JDN premios superiores a los obtenidos por atletas de selección nacional por su desempeño en competencias internacionales.

Obviamente, los gobiernos regionales no entienden ni asumen plenamente que los JDN son la savia, el nutriente de las preselecciones y selecciones nacionales y que los estados, más allá de medirse entre sí (que es su fin particular y legítimo política y socialmente), deben contribuir con un objetivo nacional, estratégico deportivamente.

Otro ejemplo ilustrativo, son las Alcaldías que:

Al fomentar, estimular y organizar la participación de la población de los municipios en el ciclo competitivo que comienza en los sectores o barriadas y Juegos Interparroquiales y llega hasta los Juegos Nacionales Municipales, están cumpliendo una función concurrente en tanto contribuyen con la búsqueda y detección de talentos (candidatos potenciales a ser formados y convertidos en atletas de las preselecciones y selecciones nacionales) para la reserva nacional deportiva, en el deporte de rendimiento. Y al mismo tiempo, cumplen una función específica, fundamental, porque están atendiendo, dándole respuesta, a las necesidades deportivas de un grupo etario joven de las comunidades del país.

Apoyan en muchos casos a Barrio Adentro Deportivo sin asumirlo –teórica y prácticamente- como programa bandera de carácter estratégico.

Pero, descuidando la atención completa del resto de los pobladores de las comunidades, los cuales reciben muy poca o ninguna oferta de actividades físicas por parte del Estado. En definitiva, las Alcaldías cumplen una función concurrente con cierto éxito y su función específica (de atención total a toda la población de los municipios), fundamental, tiene un éxito muy limitado.

3) La existencia de una serie de eventos de deporte de rendimiento (Juegos: Deportivos Nacionales; Nacionales Municipales; Nacionales Escolares; JUVINES[85], Inter-Fuerzas de la Fuerza Armada Nacional; del SENIAT[86]; de PDVSA[87] …)[88], financiados con dinero del Estado, que en la mayoría de los casos no tienen ninguna articulación lógica con el ciclo olímpico ni entre sí. Traduciéndose en una inversión multimillonaria que no produce dividendos, frutos, para el deporte de rendimiento del país.

---

[85] Competencia donde participan delegaciones de atletas-estudiantes de las universidades nacionales.
[86] Competencia donde participan delegaciones de atletas-trabajadores del organismo encargado de los impuestos en el país.
[87] Competencia donde participan delegaciones de atletas-trabajadores de la industria petrolera.
[88] Fecha del último evento realizado y regularidad, en la muestra considerada que recoge a los más importantes del país y los más costosos:
- Deportivos Nacionales: 2005, se hacen cada 2años
- Nacionales Municipales: Se han realizado tres ediciones: 2003, 2004 y 2005.
- Nacionales Escolares: Se han realizado siete ediciones: 1998, 1999, 2000, 2002, 2003, 2004 y 2005.
- JUVINES: 2004, son bianuales.
- Juegos Deportivos Nacionales Militares: Se han realizado tres ediciones: 2001, 2003 y 2005.Ministerio de Educación y Deportes. III Juegos Deportivos Nacionales Militares Cojedes 2005. pp.3.

El deporte de rendimiento tiene una lógica, orientación y dinámica que brevemente puede resumirse en:

Su objetivo fundamental es comparar rendimientos para registrar las mejores actuaciones y designar a los campeones.

En correspondencia con su objetivo su organización, recursos materiales y humanos, logística, infraestructura, premiación y evaluación, es muy extensa, compleja técnicamente y costosa[89].

La mayoría de eventos -financiados con dinero del Estado- están signados con la lógica, dinámica y orientación del deporte de rendimiento y tienen muy poco que ver con el programa de deporte de rendimiento que tiene trazado el Instituto Nacional de Deporte, organismo rector del Estado en materia deportiva. Tal y como puede verse a continuación:

1) Los Juegos Nacionales Municipales (JNM) y los Juegos Nacionales Escolares (JNE) en tanto permiten detectar talento deportivo son una fuente que alimenta potencialmente a las selecciones de los estados, que enfrentadas en los Juegos Deportivos Nacionales (JDN) deben nutrir de manera permanente a las preselecciones y selecciones nacionales. Existe, de alguna manera, una articulación lógica entre los JNM y los JNE con los JDN. Y eso es positivo.

Existe, al menos, un problema por resolver en la articulación apropiada entre los Juegos Nacionales Municipales y los Juegos

---

[89] Cualquier competencia de deporte de rendimiento, del nivel que sea, amerita mínimamente lo siguiente: un congresillo técnico con representantes de las diferentes delegaciones de competidores; espacio físico, materiales, vestimenta e instrumentos de juego completos y cumpliendo con las especificaciones reglamentarias para cada competencia y para cada competidor; el personal que legaliza y gobierna la competencia (directivos. árbitros, jueces, anotadores, la llamada mesa técnica....); personal médico especializado, de logística y apoyo a la labor de los competidores y de la mesa técnica; soporte científico-técnico especializado para el registro del desenvolvimiento de la competencia; la premiación debidamente establecida y estratificada de acuerdo a las diferentes actuaciones más destacadas....

Nacionales Escolares: los competidores que participan en los dos eventos. ¿Cómo lograr una solución que favorezca el desarrollo como atleta del competidor (que le conviene al país), al mismo tiempo que el Estado no hace una duplicidad de inversión?

2) Eventos, entre otros, como los JUVINES e Inter Fuerza Armada, que tienen una gran amplitud, regularidad y elevados costos, no tienen ningún lugar ni cumplen ninguna función en el ciclo olímpico del país, están desvinculados totalmente del quehacer deportivo de alto rendimiento dirigido por el Instituto Nacional de Deportes.

Además, es frecuente que competidores de los JUVINES sean al mismo tiempo miembros de las selecciones de los estados o de las selecciones nacionales, cumpliendo ciclos de trabajo deportivo y compitiendo indistintamente en el ciclo de los JUVINES y en competencias de la selección regional correspondiente o de la selección nacional. Es decir, tenemos un atleta que participa simultáneamente en dos instancias orgánicas deportivas (todo doble: entrenadores, preparación, competencias…) totalmente desvinculadas una de otra y con una duplicidad de inversión de dinero del Estado.

En conclusión, tal y como están concebidos los JUVINES, los Juegos Inter-Fuerza Armada Nacional y todas las demás competencias concebidas como deporte de rendimiento, constituyen para el país una millonaria inversión no rentable de tiempo, recursos humanos y materiales.

3) En Venezuela, cualquier organismo del Estado (nacional, regional y municipal) financia juegos o campeonatos de deporte de rendimiento, de cualquier tipo y naturaleza, en cualquier circunstancia y por cualquier razón. Financiados con dinero del Estado, existe una inmensa variedad de tipo de eventos de diferente dimensión (local, regional y nacional) que comprende desde los

organizados por organismos del poder nacional, estatal y municipal o vinculados con los mismos (ministerios, corporaciones regionales, policías regionales, policías municipales contralorías regionales, sindicatos…) hasta de instituciones como las universidades (juegos de profesores, empleados, obreros).

Es una gigantesca inversión que no produce ningún dividendo o fruto, para el deporte de rendimiento del país. Esos eventos están totalmente desvinculados del quehacer deportivo de rendimiento, dirigido por el Instituto Nacional de Deportes.

Además, son eventos que suelen definir su objetivo en términos de recreación e integración social de y entre los participantes. Pero, toda su dinámica, lógica y orientación, está concebida y concretada como deporte de rendimiento.

4) Existen demasiadas disciplinas deportivas a las que se les intenta atender y preparar para participar en las principales competencias internacionales.

Para obtener éxito, triunfos, en el deporte hoy, es necesario un gran esfuerzo organizacional, científico-técnico (aplicar en el deporte la ciencia y la tecnología más avanzada del mundo), gerencial, médico-psicológico…, manejando criterios de máxima productividad y calidad total; todo esto requiere una gran inversión en recursos humanos y materiales. Se trata, no solo de que progresemos y mejoremos los resultados con respecto a nosotros mismos, sino, de que nuestra maquinaria deportiva sea capaz de producir un progreso y mejoría superior a las de los demás países.

En Venezuela los esfuerzos y la atención se concentran en un número muy elevado de disciplinas deportivas y el éxito, los triunfos, obtenidos en las más importantes competencias internacionales son bastante modestos. Es preferible concentrar la atención e invertir mayores esfuerzos y recursos humanos y materiales en menor número de disciplinas deportivas para obtener mejores resultados y mayores triunfos,

5) En el deporte de rendimiento, el intento de redefinición de un nuevo tipo de relación entre el Estado y las instancias nacionales (Comité Olímpico Venezolano, federaciones nacionales….) e internacionales (Comité Olímpico Internacional, federaciones internacionales…) de la Organización Deportiva Mundial, condujo a una reforma de la legislación de las federaciones nacionales que ahora permite a funcionarios del Estado ejercer cargos directivos en el Comité Olímpico Venezolano y en las federaciones nacionales. Esto condujo a una concentración exagerada del poder en el ámbito deportivo porque ahora Eduardo Álvarez es simultáneamente presidente del Comité Olímpico Venezolano (COV) y el máximo dirigente de los dos principales organismos deportivos del Estado (Viceministro de Deporte y presidente del Instituto Nacional de Deportes)[90] .

En muchos casos, la no rendición de cuentas por parte de las federaciones al usar los recursos aportados por el Estado, la resistencia al control y supervisión de su trabajo por parte de los organismos del Estado, la utilización de diversos mecanismos dudosamente democráticos que históricamente permitieron la instauración de verdaderos cogollos en la dirigencia federativa y la necesidad de impulsar el ejercicio democrático participativo y protagónico ampliando el universo de votantes (con la incorporación de los atletas……) en la designación de las autoridades de las federaciones nacionales, justifica plenamente el intento de redefinición de un nuevo tipo de relación entre el Estado

---

[90] Tiene repercusión internacional porque como presidente del COV es el representante del país ante el Comité Olímpico Internacional, la máxima autoridad de la Organización Deportiva Mundial, del gobierno del deporte en el mundo.
Ya se anuncio de la creación del Ministerio del Deporte, anunciándose también que será desempeñado por el mismo Eduardo Á   lvarez

y las instancias nacionales e internacionales de la Organización Deportiva Mundial.

Pero, no parece ser la mejor y casi única solución, ampliándose excesivamente del poder del Estado y operándose una indeseable concentración del poder en el ámbito deportivo, en una sola persona.

6) La incorporación de los docentes de educación física a la organización, entrenamiento y preparación de su escuela en el ciclo de los Juegos Escolares (juegos internos o intercursos, municipales, estadales y nacionales), realizados durante el período ordinario de clase de los planteles, significa la desatención y abandono casi total de la clase de educación física para la mayoría de los alumnos. Aquí se evidencia la distorsión que sufre la educación física en la educación, es convertida en un apéndice del deporte.

La mayoría de los alumnos de las escuelas participantes en el ciclo de los Juegos Escolares no tiene clase de educación física (interrumpiendo su ciclo normal de formación) porque su docente centra su atención en el pequeño grupo de alumnos-competidores. El derecho de la mayoría de alumnos a la clase de educación física es suprimido para dar lugar a una competencia –entre una minoría– que tiene como objetivo un fin deportivo, detectar talentos; el objetivo deportivo se impone y está por encima de la finalidad educativa, violando, incluso, el legítimo derecho constitucional de la mayoría de alumnos a la educación física como parte de su formación integral.

7) Aún se está lejos de un tratamiento auténticamente profesional a los deportistas que forman parte de las preselecciones y selecciones nacionales por parte del Estado.

Si se concibe a los miembros de preselecciones y selecciones nacionales como profesionales dedicados exclusivamente a la actividad deportiva, el Estado está en la obligación, por una parte, de garantizarles totalmente su vida material (alimentación, hospedaje, vivienda, salud.....), y por la otra, facilitarle o crearle condiciones favorables para su trabajo deportivo ordinario fuera de las delegaciones nacionales (como asalariado de un club profesional o como participante por cuenta propia en invitaciones, abiertos, grand prix...). Aún cuando se han dado pasos positivos en esta perspectiva, todavía falta un trecho largo para que el Estado asuma por completo, teórica y prácticamente, el carácter profesional de los deportistas de preselecciones y selecciones nacionales.

Algo que ha sido abordado poco y con limitada claridad, es el asunto de la preparación para el futuro de los deportistas en pleno ejercicio de su carrera. Qué, ¿cómo y cuáles previsiones tomar para que el deportista profesional cuando concluya su carrera sea un ente productivo y no una carga para el Estado y la sociedad? Esto, generalmente ha sido abordado como un asunto individual de cada deportista[91] y no es así, es un problema de política de Estado.

Lo relativo a la premiación y consideración social es otro elemento que distingue el tratamiento profesional de los deportistas. El Estado ha hecho algunos esfuerzos para reglamentar una estratificación en la premiación basada en el nivel y calidad de la competencia, y a los ganadores de medalla en los Juegos Olímpicos Atenas 2004 les otorgó una bonificación especial en dinero y una pensión vitalicia (equivalente al salario mínimo urbano).

---

[91] Al ser concebido como individual, los deportistas que realizan estudios superiores, por ejemplo, suelen pasar por un calvario, un verdadero trauma, su inscripción, sus clases, exámenes, la interrupción de la vida académica por los entrenamientos y las competencias....

Conceder una pensión vitalicia a gente joven, con una vida deportiva y productiva por delante, es un error; no se le puede estar garantizando el ingreso de un salario mínimo urbano por el resto de su vida a personas que, en términos deportivos, productivos, todavía tienen mucho que aportarle al país. ¿Y si se retiran inmediatamente y no quieren seguir siendo deportistas?

Lo que le interesa al país es que estos atletas-triunfadores sigan trabajando y cosechando triunfos internacionalmente hasta que se cumpla su ciclo biológico como deportistas. Mientras está activo como deportista-competidor, se le garantiza toda su vida material y se le va preparando para la labor que realizará cuando se retire como deportista-competidor. El momento del retiro es el apropiado para completar las medidas de protección social que sean necesarias, así como para continuar un proceso de formación que les permita a los deportistas-competidores, llevar una vida digna en términos económicos, sociales y culturales

En conclusión, es inaplazable completar la definición y aplicación de una política de Estado con respecto al tratamiento profesional de los deportistas de alto rendimiento, miembros de las selecciones nacionales que representan a Venezuela en las principales competencias internacionales. Esa política, entre otras cosas, comprende: 1) La garantía total y completa de la vida material-espiritual del atleta para que se dedique a prepararse y tener un buen desempeño como representante del país. 2) El reconocimiento económico y social de los éxitos alcanzados por los deportistas, estableciendo una relación directamente proporcional entre éxito y reconocimiento: a mejores actuaciones en competencias de mayor envergadura internacional, corresponde mayores reconocimientos económicos y sociales. 3) La preparación del deportista para su ejercicio como ciudadano-productivo al terminar su labor competitiva, comprende considerar

71

su formación en pleno ejercicio de su carrera deportiva y al concluirla

8) No se ha explicado con profundidad, públicamente, cómo está enmarcada la intensiva y extensiva presencia del personal cubano (en la historia del país es el mayor volumen de personal extranjero y está presente en los principales programas deportivos el Estado) en la construcción del Sistema Nacional Bolivariano del Deporte, simplemente desde su inicio en 2001-2002 se ha aceptado y asumido como positiva con explicaciones poco profundas. En consecuencia, no existe -o no se conoce públicamente- una precisión detallada de los objetivos de su presencia para el país y de su cumplimiento en el tiempo, ni un cronograma de su reducción progresiva y su sustitución por personal venezolano.

Se acepta el criterio de que es mucho lo que Venezuela puede aprender y apropiarse de Cuba, que es una potencia deportiva mundial indiscutible. Lo cuestionable, principalmente, es que el Estado no ha abordado ni explicado detalladamente, al menos públicamente, ¿cómo se va a aprovechar la experiencia deportiva cubana para superar la crisis estructural, históricamente acumulada, del deporte venezolano? ¿cómo enmarcar el convenio Cuba-Venezuela en la construcción colectiva, participativa, del Sistema Nacional Bolivariano del Deporte, a los efectos de garantizar éxitos constantes y sucesivos?

A principios del 2001, la presidenta del Instituto Nacional de Deportes (IND), Francis Terán, señaló que la primera tarea de los asesores cubanos era elaborar un diagnóstico sobre la situación del deporte en Venezuela, quienes analizarían a fondo lo que ocurre en cada una de los estados. El diagnóstico se realizaría después que las direcciones regionales de deporte presentaran -a los asesores cubanos- un análisis sobre sus debilidades y fortalezas, así como su lista de necesidades.[92]

Pareciera ser que el diagnóstico elaborado en el 2001 (hasta hoy en el 2006 no ha sido conocido públicamente) por los asesores cubanos sobre la situación deportiva, arrojó entre sus resultados que uno de los problemas centrales del deporte venezolano es el recurso humano. El Estado venezolano aceptó y asumió esa conclusión y se dispuso a resolverla con:

La incorporación masiva de personal cubano, aumentando su volumen progresivamente y extendiendo su accionar a los principales programas del Instituto Nacional de Deportes (IND): según acuerdo firmado el 15-12-2000 se incorporarían hasta el 2002 3.000 profesionales cubanos[93] y ya para el 2005-2006 la cifra se ha duplicado, superando los 6.000 profesionales.

Formando profesionales universitarios en Cuba, iniciando un programa de formación en el 2001, enviando 224 bachilleres venezolanos a cursar estudios en la Escuela Internacional de Educación Física y de Deporte de La Habana; esta primera cohorte egresó en el 2005, luego de realizar su reválida en la Universidad Nacional Experimental de Yaracuy. Este programa de formación continúa desarrollándose.

Pero, lo que no se conoce, bien sea porque el Estado no lo ha definido o no lo ha hecho de manejo público, es lo siguiente: ¿Cuándo se van los cubanos? ¿Cuál es el cronograma de su reducción progresiva y su sustitución por personal venezolano? ¿Acaso su reducción será directamente proporcional a la formación de personal venezolano en Cuba? ¿O de qué depende?

---

[92] El Universal, 12-01-2001,pp.3-4.
[93] El Universal, 12-01-2001,pp.3-4.

Otro asunto importante es el aprovechamiento del personal cubano para la formación de los recursos humanos del país. Sin duda alguna, la sola presencia de los cubanos, la labor directa que realizan, ha servido para conocer nuevas formas de trabajo, de organización, nuevos conocimientos, siendo esto positivo. Pero, no hemos aprovechado al máximo todas las potencialidades y conocimientos del personal cubano.

No se observa públicamente, como política de Estado[94], un plan, una orientación, una conducta definida sistemática y orgánicamente, a los efectos de aprovechar todo lo aprovechable de los técnicos cubanos. Por eso, en buena parte del país y en distintos escenarios sociales de actuación, la formación de recursos humanos venezolanos en el trabajo directo con los cubanos aparece como de segundo orden, depende de la decisión particular de dirigentes y hasta de la iniciativa personal de los técnicos venezolanos.

Aún cuando es importante reconocer que, a nivel de comunidades, en la Misión Barrio Adentro Deportivo, se están adelantando planes de formación de recursos humanos venezolanos utilizando al personal cubano.

9) Frente a un problema de recurso humano en el deporte, pareciera no existir desde el Estado la suficiente iniciativa y la voluntad política, para articular en un programa nacional estratégico de formación todos los esfuerzos e iniciativas que realizan las universidades y demás instituciones de educación superior que forman profesionales en educación física, deporte y recreación, y para reconocer y tomar en cuenta el aporte que han hecho y pueden hacer las universidades autónomas tanto en la formación del recurso humano como en el diseño de propuestas que

---

[94] Probablemente es que no existe. Y si existe, no se conoce públicamente

contribuyan a la construcción colectiva de un modelo deportivo exitoso.

Existe un abanico de instituciones (universidades autónomas, universidades experimentales, institutos de educación superior…), donde se forma el recurso humano en educación física, deporte y recreación, sin una articulación orgánica inter-institucional como un todo y con una relación privilegiada de algunas con el Estado.

La posición política predominante en las universidades autónomas ha sido de oposición al gobierno actual, quien ha respondido con medidas que afectan a las universidades. En el caso de los Departamentos de Educación Física, los efectos principales fueron no ser tomados en cuenta para discutir la política deportiva y la imposibilidad de renovar el personal docente (jubilado, fallecido…) por limitaciones presupuestarias.

Un ejemplo de la segregación del Estado con respecto a las universidades autónomas, lo constituyó el hecho de la realización de la reválida de los estudiantes de educación física en Cuba; no se les tomó en cuenta, ni siquiera se les invitó a participar presentando un proyecto de reválida. Fue asignada a la UNEY, una universidad experimental que cuando comienza el programa de reválida ni siquiera tenía la primera cohorte de egresados en educación física[95]

Esta conducta gubernamental –que quizás se justificó en momentos en que el gobierno confrontaba serios problemas políticos y estaba concentrado en defenderse y sobrevivir- no tiene hoy ningún sentido. Resulta absurda la segregación que hace el Estado con respecto a los Departamentos de Educación Física de las universidades autónomas, los cuales –aún con sus grandes y

---

[95] No se pone en duda la calificación de los docentes de la UNEY, son profesionales muy calificados y de una gran competencia. Se pretende resaltar el no aprovechamiento de la experiencia históricamente acumulada en LUZ, ULA, UC y UPEL.

pequeños defectos- han formado y siguen formando recursos humanos en educación física, deporte y recreación[96].

Además, las universidades autónomas han presentado al Estado y a la sociedad, reflexiones y propuestas sobre un nuevo modelo deportivo para el país. Como consecuencia de un evento organizado en Mérida, en el 2001, por el Departamento de Educación Física de la ULA y donde fue invitado el Instituto Nacional de Deportes (IND), entre 2001-2002 se realizaron una serie de reuniones, debates, entre el IND y los Departamentos de Educación Física de las universidades e institutos de educación superior encabezados por LUZ, ULA, UC y UPEL. Las relaciones Estado-universidades autónomas estuvieron signadas por la valoración y el respeto mutuo, reconociendo el ámbito de competencia de cada uno, y tuvo como uno de los resultados fundamentales la elaboración del documento Propuesta universitaria de un modelo deportivo nacional exitoso[97], cuya versión final se hizo en LUZ, siendo entregado por el Rector de esta universidad a la Asamblea Nacional

BIBLIOGRAFÍA

ALTUVE, Eloy. Deporte: modelo perfecto de globalización. CEELA-LUZ. Imprenta Internacional. Maracaibo 2002

ISTÚRIZ, Aristóbulo. Deporte y Educación en el proceso Político Bolivariano. En Equilibrio, revista universitaria del

---

[96] LUZ, además del programa regular de formación, adelanta un programa de profesionalización para docentes de educación física en ejercicio. Dentro de un año egresa la primera promoción, existen 5 cohortes y el programa próximamente se va a iniciar en El Vigía-Estado Mérida.

[97] El documento aparece como apéndice el apéndice del libro: ALTUVE, Eloy . Deporte: modelo perfecto de globalización...., ob-cit, pp.231-250.

deporte UNEY (Universidad Nacional Experimental de Yaracuy).
San Felipe-Estado Yaracuy. Año 1. 2005

MINISTERIO DE EDUCACIÓN, CULTURA Y DEPORTES.
VII Juegos Deportivos Nacionales Escolares y II Participación de
la Modalidad de Educación Especial. Yaracuy-portuguesa. del 17
de julio al 03 de agosto 2005.

Ministerio de Educación y Deportes. III Juegos Deportivos
Nacionales Militares Cojedes 2005.

Oficina General de Planificación y Presupuesto del IND.
Proyectos IND 2006.

Ministerio de Educación y Deportes. Gestión e Inversión en
Materia Deportiva (1999-2004). Caracas.

Declaración del Ministro de Educación y Deporte, Aristóbulo
Istúriz, publicada en El Deporte se vistió de rojo. Diagnóstico 1999
–2004. El Nacional 08-08-04. pp.B-6.

http://www.ind.gob.ve Consultada el 07-03-06.

http:
//www.ind.gob.ve/docs/informacióninternerbarrioadentro.pdf.
Consultada el 07-03-06.

/http://www.ind.gov.ve/gestion/Gestion%20Institucional/rrh
h_ayudas_otorgadas.htm. Consultada el 29/03/2006.

APORTACIONES DE LA PRAXIOLOGÍA MOTRIZ AL DISEÑO CURRICULAR DE EDUCACIÓN FÍSICA. EL CASO DE LOS OBJETIVOS Y LOS CONTENIDOS EXCLUSIVOS.

CONTRIBUTION OF MOTOR PRAXEOLOGY IN THE DESIGN OF PHYSICAL EDUCATION CURRICULUM. THE CASE OF EXCLUSIVE OBJECTIVES AND CONTENTS.

Antonio Gómez RijoLdo en Ciencias de la Actividad Física y los Deportes.

CEIP Julián Zafra Moreno.CEP Santa Cruz (Tenerife)

* Miembro de la comisión elaboradora del currículo de Educación física para Canarias. Asesor a tiempo parcial de Educación física para el Centro del Profesorado de Santa Cruz.

Resumen

Epistemológica e históricamente, la educación física ha sido una pedagogía que se ha alimentado de diversas fuentes. Disciplinas como la fisiología, la anatomía, la psicología, la antropología, etc. han servido para determinar un *corpus* científico que poco ha tenido de exclusivo. El presente estudio tiene como objetivo realizar un análisis epistemológico para determinar las aportaciones de la praxiología motriz al currículo de educación física para la Comunidad Autónoma de Canarias (decreto 126/2007, de 24 de mayo). El currículo es una declaración de intenciones, una hipótesis de trabajo sobre la que el profesorado ha de trabajar e ir verificando aquellos propósitos que se plantea a priori y que sólo la práctica en el aula le confirmará el grado de acierto o no. La praxiología motriz se nos antoja como una poderosa herramienta para el diseño y análisis del diseño curricular, contribuyendo a dotar de mayor consistencia epistemológica al mismo (al margen de otras disciplinas que lo puedan complementar).

Palabras clave: praxiología motriz, currículo, objetivos, contenidos.

Abstract

Epistemological and historically, has been a physical education pedagogy that has been fed by various sources. Disciplines such as physiology, anatomy, psychology, anthropology, etc. have served to identify a scientific corpus of exclusive little has been. This study aims to make an epistemological analysis to determine the contributions of Motor Praxeology physical education curriculum for the Canary Islands (Decree 126/2007 of 24 May). The curriculum is a statement of intent, a working hypothesis on which teachers must work area and check those purposes that raises a priori and only practice in the classroom will confirm the degree of success or not. Motor Praxeology comes to us as a powerful tool for the design and analysis of curriculum, helping to ensure greater consistency epistemological the same (apart from other disciplines that may complement).

Key words: Motor Praxeology, curriculum, objectives, content.

1. Introducción.

Epistemológica e históricamente, la educación física ha sido una pedagogía que se ha alimentado de diversas fuentes. Disciplinas como la fisiología, la anatomía, la psicología, la antropología, etc. han servido para determinar un *corpus* científico que poco ha tenido de exclusivo. En este sentido, el diseño curricular tampoco ha quedado exento. De esta manera, los diseños curriculares han zigzagueado entre los vaivenes epistemológicos que los diferentes paradigmas han imperado en determinados momentos.

Es por esto por lo que se hace necesario recurrir a las aportaciones hechas por la praxiología motriz, ciencia que estudia las prácticas físicas y el deporte (Hernández Moreno y Rodríguez Ribas, 2004), para poder determinar un cierto grado de consistencia epistemológica en el diseño curricular (al margen de otras disciplinas que también se lo puedan otorgar). En el caso que nos compete, en cuanto a objetivos y contenidos educativos, y de acuerdo con los análisis de las estructuras y las dinámicas de las situaciones motrices realizados anteriormente por los Grupos de estudios Praxiológicos de Lérida (GEP, 1993), por el Grupo de Estudios e Investigación Praxiológica de Las Palmas de Gran Canaria (GEIP, 1998) y Hernández Moreno y Rodríguez Ribas (2004). Todo diseño curricular se nutre de unas fuentes para su concepción, a saber: epistemológica, pedagógica, psicológica, sociocultural y antropológica. En este estudio nos centraremos sólo en la primera y, más concretamente, en la praxiología motriz. Ya que si bien el currículo está impregnado de otras disciplinas científicas (que también dotan de coherencia epistemológica al diseño), lo cierto es que la praxiología ha demostrado su utilidad para determinar la naturaleza de aquello que es exclusivo (aunque no excluyente) en la educación física (Hernández Moreno, 2003; Hernández Moreno y Jiménez, 2006; Hernández Moreno y Rodríguez Ribas, 2003; Hernández Moreno y Rodríguez Ribas, 2006).

Desde sus comienzos (Parlebas, 1986), la praxiología motriz ha estado muy ligada a la educación física, siendo las aportaciones de la primera muy tenidas en cuenta en lo que se refiere a aspectos epistemológicos, metodológicos o de su propia acción docente. Es, por tanto, y situados en este referente, desde el que se hace

81

necesario tener en cuenta la praxiología motriz, como ciencia que estudia la actividad física y el deporte, a la hora de la confección de cualquier diseño curricular. Diversos estudios han puesto de manifiesto la bondad de la praxiología motriz para determinar un consistente criterio epistemológico en cuanto al diseño curricular y a los planes de estudio de la formación de docentes en Educación Física (Betancor, 2004; Hernández Moreno, 2003; Hernández Moreno y Jiménez, 2006; Hernández Moreno y Rodríguez Ribas, 2003; Hernández Moreno y Rodríguez Ribas, 2006; Larraz, 2004), así como en el diseño y puesta en práctica de tareas para la educación física (Hernández Moreno, 2000).

El presente estudio tiene como objetivo realizar un análisis epistemológico para determinar las aportaciones de la praxiología motriz al currículo de educación física para la Comunidad Autónoma de Canarias (decreto 126/2007, de 24 de mayo).

2. Acerca del diseño curricular.

Es necesario aclarar que el supuesto ideológico en el que se sustenta el actual diseño curricular es el de ser una herramienta abierta y flexible que más que coartar ha de ofrecer experiencias e ideas al profesorado que debe ser, en última instancia, el que le dé su toque personal y lo moldee a sus fines e intereses y al contexto en el que desarrolle su docencia. Este diseño se plantea como un instrumento de actuación al servicio del profesorado del área de Educación Física, lo suficientemente flexible como para ser modificada progresivamente en función de un proceso de investigación, en la medida que implique aplicación, experimentación, elaboración, refutaciones, confirmaciones y conclusiones; asegurándose este proceso de retroalimentación con la autocrítica reflexiva sobre su seguimiento. Esta idea de currículo como proyecto y proceso (Grundy, 1991; Stenhouse, 1984) debe estar presente siempre en el quehacer educativo del docente. Y es que, en esta línea, estamos completamente de acuerdo con (Stenhouse, 1984: 29) al considerar el currículo como "una tentativa para comunicar los principios y rasgos esenciales de un propósito educativo, de forma que permanezca abierto a discusión crítica y pueda ser trasladado efectivamente a la práctica". Es decir, el currículo es una declaración de intenciones, una hipótesis de trabajo sobre la que el profesorado ha de trabajar e ir verificando aquellos propósitos que se plantea a priori y que sólo la práctica en el aula le confirmará el grado de acierto o no.

3. Los objetivos exclusivos en el diseño curricular.

Los objetivos educativos formulan las intenciones, finalidades y capacidades que se pretenden alcanzar y se deben de tener en cuenta al diseñar el proceso de enseñanza y aprendizaje; por lo tanto, guían el tratamiento de los contenidos propios de cada área y, en general, orientan todo el proceso de enseñanza-aprendizaje. Para nuestro alumnado conforman el marco referencial de las intenciones pedagógicas que orientan las decisiones cotidianas y clarifican de lo que se quiere hacer dentro de un proceso formativo. Según Viciana (2002) los objetivos educativos hacen referencia a los aprendizajes (que han de ser susceptibles de evaluación y observación) y al tipo de persona que se quiere alcanzar. Los objetivos que se seleccionan tenderán a potenciar y desarrollar en el área de Educación Física tres grandes ámbitos de aprendizaje: cognitivo, motor, y socio-afectivo. Aunque si bien los tres son necesarios e importantes en el desarrollo de la persona bajo el concepto de educación física como educación integral a través del cuerpo y el movimiento (fig. 1); en este estudio nos centraremos sólo en el segundo (ámbito motor), puesto que aluden a la naturaleza de la exclusividad del área.

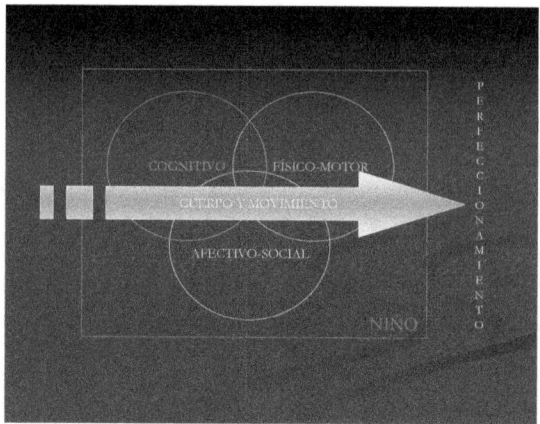

Fig. 1: La educación física como educación integral a través del cuerpo y el movimiento.

Indudablemente, la praxiología tiene mucho que decir respecto a la exclusividad de los objetivos en la educación física. El concepto de objetivo motor y de objetivo motor interno (Hernández Moreno, 2000) nos remite directamente al desarrollo de la competencia motriz. Una competencia que, si bien no está contemplada entre las básicas por las administraciones educativas, se nos antoja como inestimable para el desarrollo integral de la persona. De hecho, en la infancia, la competencia motriz es de las primeras competencias que se desarrollan, puesto que es el único recurso que tienen los niños para relacionarse con el mundo, tal y como se manifiesta a través de la inteligencia sensoriomotriz (Piaget, 1970). Pensemos que la educación física es una inestimable privilegiada pues tiene una gran responsabilidad al tener que educar a través del movimiento, cuestión ésta de la que sólo se encargan los profesionales encargados de enseñar esta materia.

Pero pasemos ahora a analizar los objetivos contemplados en el actual diseño curricular para Canarias. Hay que precisar que por objetivo exclusivo se entenderá todo aquel objetivo que remita a la práctica o al movimiento, entendido éste como praxis, o práctica reflexiva, en la que la intencionalidad es la de incidir en la propia motricidad (conducta motriz).

Respecto a los objetivos de etapa (ámbito estatal).

De los 14 objetivos que conforman las capacidades a desarrollar en el alumnado de primaria sólo el k se corresponde explícitamente con la educación física.

"k) Valorar la higiene y la salud, aceptar el propio cuerpo y el de los otros, respetar las diferencias y utilizar la educación física y el deporte como medios para favorecer el desarrollo personal y social".

No obstante, si se analiza detenidamente, puede observarse como este objetivo contiene un claro enfoque socioafectivo (véase el subrayado). Esto significa que, desde la administración se apuesta por una clara tendencia hacia las actitudes más que hacia las aptitudes. Desde un punto de vista praxiológico, no se observa ninguna exclusividad en este objetivo, ya que no hace ninguna referencia explícita a la motricidad o la praxis.

Respecto a los objetivos de área (ámbito regional).

De los ocho objetivos que componen las capacidades a desarrollar, varios son los relacionados con la práctica motriz.

Conocer, utilizar y valorar su cuerpo y el movimiento como medio de exploración, descubrimiento y disfrute de sus posibilidades motrices, de relación con las demás personas y como recurso para organizar su tiempo libre.

Comprender y valorar los efectos que la práctica de actividades físicas, la higiene, la alimentación y los hábitos posturales tienen sobre la salud, manifestando hábitos de actitud responsable hacia su propio cuerpo y el de los demás.

Utilizar sus capacidades físicas, habilidades motrices y el conocimiento del cuerpo para adaptar el movimiento a cada situación motriz.

Resolver problemas motores en entornos habituales y naturales, seleccionando y aplicando principios y reglas en la práctica de actividades físicas, lúdicas, deportivas y expresivas.

Regular y dosificar el esfuerzo, llegando a un nivel de autoexigencia acorde con sus posibilidades y la naturaleza de la tarea motriz.

Utilizar los recursos expresivos del cuerpo y el movimiento para comunicarse con las demás personas, aplicándolos también a distintas manifestaciones culturales, rítmicas y expresivas, con especial atención a las de Canarias.

Participar con respeto y tolerancia en distintas actividades físicas, evitando discriminaciones y aceptando las reglas establecidas, resolviendo los conflictos mediante el diálogo y la mediación.

Conocer, vivenciar y valorar la diversidad de actividades físicas, lúdicas y deportivas como elementos culturales, con especial atención a las manifestaciones motrices de Canarias, mostrando una actitud reflexiva, crítica y responsable desde la perspectiva de participante, espectador y consumidor.

Como bien puede apreciarse, solo un objetivo (el 2) no hace alusión específica al componente motor del desarrollo humano, conteniendo una clara manifestación socioafectiva. El resto mantienen, más o menos explícitamente, un referente directo hacia la praxis o motricidad (como indica el subrayado). Respecto a los objetivos motores propuestos por Hernández Moreno (2000) se nos antoja de indudable importancia y necesaria inclusión dentro del segundo y tercer nivel de concreción (proyecto curricular y programación de aula, respectivamente).

4. Los contenidos exclusivos en el diseño curricular.

Los contenidos son el conjunto de formas culturales y saberes seleccionados en torno a los que desarrollaremos las actividades del aula. El actual diseño curricular no diferencia en bloques específicos los conceptos, de los procedimientos y las actitudes. Antes, al contrario, se priorizan los contenidos procedimentales como fin en sí mismos y como medio para el desarrollo de los otros contenidos (conceptos y actitudes). En el caso de nuestra área, este aspecto es más relevante todavía puesto que el procedimiento y la práctica deben ser el hilo conductor de los aprendizajes del alumnado. Resulta evidente que las distintas capacidades que procura favorecer la educación física (cognitivas, motrices y afectivo-sociales), no se fomentan independientemente en la práctica, por lo cual los contenidos del área deben suponer una aproximación al modo en el que se relacionan dichas capacidades. Desde un punto praxiológico, los contenidos incluidos en el diseño curricular deberían de tener un patente componente de exclusividad, esto es, con un marcado carácter hacia la práctica motriz. Como el enfoque que desde las administraciones se propone es el procedimental, pues parece que esta cuestión se halla, en parte, solucionada. En cualquier caso, el GEIP (2000) realiza una propuesta de contenidos que serían los siguientes:

Juegos Motores.

Deportes.

Comunicación Motriz.

Introyección Motriz.

Adaptación ambiental.

Mientras, desde el diseño, se aboga por una clasificación más sencilla que abarca a los distintos ámbitos propuestos anteriormente. En la propuesta desarrollada por el diseño curricular se incluyen como contenidos todas aquellas prácticas motrices que pueden insertarse en torno a cuatro grandes situaciones motrices (fig. 2).

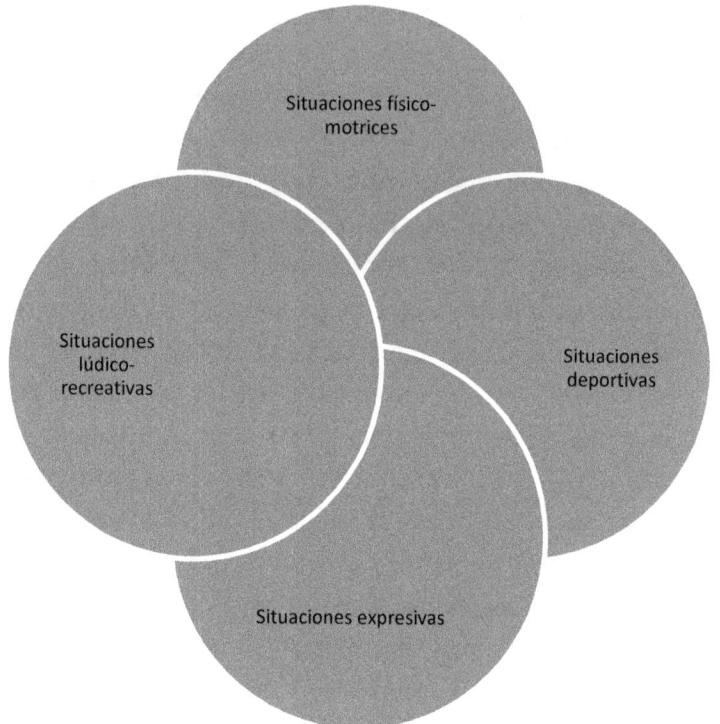

Fig. 2: Las situaciones motrices en el diseño curricular.

El primer ámbito (situaciones físico-motrices) se relaciona con todos los conocimientos referidos a la organización y el control interno del cuerpo. En términos praxiológicos, se refiere a todos aquellos contenidos relacionados con la introyección, entendida ésta como la capacidad de la persona de incidir en su propia motricidad (Hernández Moreno y Rodríguez Ribas, 2004). Hacer abdominales, correr por la playa, ir al gimnasio, o realizar técnicas de relajación serían algunos de los ejemplos de este tipo de situaciones. La segunda de las situaciones (deportivas) se refiere a todos aquellos contenidos relacionados con los deportes. Tareas enfocadas a trabajar el contenido de los deportes de cooperación-oposición (fútbol, baloncesto, balonmano, etc.) serían una muestra de este tipo de situaciones. Por las características de las tareas que se trabajan, este tipo de contenidos deberá desarrollarse a partir del segundo ciclo (8-10 años), etapa en la que se pasa del juego simbólico al juego motor de reglas. Las situaciones expresivas estarán referidas a todas aquellas tareas motrices que supongan un intercambio comunicativo a través del cuerpo y el movimiento en el alumnado. Por ejemplo, una obra de teatro o un baile tradicional. La cuarta y última (lúdico-recreativas) hacen alusión los juegos que se desarrollan durante las sesiones y que por su nivel de estructuración, complejidad o institucionalización no llegan a ser deportes.

La praxiología, al margen de la determinación de la naturaleza exclusiva de los contenidos, también aporta un criterio muy pertinente para el desarrollo curricular (segundo y tercer nivel de concreción), que es la secuenciación de contenidos siguiendo una complejidad estructural y funcional de los contenidos. A este respecto, la lógica interna de las situaciones motrices determinará que las más simples se propongan en el primer ciclo (6-8 años) y aquellas de una lógica más compleja se dejen para los ciclos superiores (10-12 años). El análisis de las estructuras de las situaciones motrices (reglas, espacio, tiempo, gestualidad, comunicación y estrategia) y su posterior modificación supondrán un criterio para la organización de los contenidos y las tareas que se incluyan tanto en los proyectos curriculares como en las programaciones de aula. Por ejemplo, seguir una secuencia de tareas psicomotrices, de cooperación, de oposición y de cooperación/oposición es útil a la hora de llevar a cabo la educación deportiva, principalmente en el tercer ciclo. Esto nos permitirá satisfacer dos principios pedagógicos, como son ir de lo general a lo específico y de lo fácil a lo difícil. En este sentido se ha elaborado el currículo, cuando, por ejemplo, en el contenido 10 del bloque II del tercer ciclo se alude a "Realización de juegos deportivos modificados por el alumnado, de diversas modalidades y de complejidad estructural creciente". Bajo esta perspectiva, el docente se convierte en un "artesano" de las tareas motrices, pues deberá construirlas y modificarlas para adecuarlas a los objetivos propuestos.

5. Conclusiones.

Teniendo en cuenta que la educación física es una pedagogía de las conductas motrices (Parlebas, 2001), y que se trata de una educación integral a través del cuerpo y el movimiento, se debe considerar que los objetivos motores deben ocupar la mayor parte de los objetivos de etapa. Entendemos que en una educación integral el currículo no puede soslayar el desarrollo de capacidades cognitivas y afectivo-sociales; sin embargo, serán los objetivos motores los ejes vertebradores de estas capacidades y así, a través de ellos, se logrará el trabajo en los otros ámbitos (cognitivo y moral).

Por otra parte, y aunque se sabe de la importancia de otros contenidos que, no siendo exclusivos, deben ser tenidos en cuenta en el diseño curricular, ello no es óbice para que se reconozca el valor formativo que tienen los contenidos exclusivos como saberes culturales que deben ser adquiridos por el alumno para el desarrollo y la consecución de las capacidades formuladas a través de los objetivos.

En definitiva, y como bien ha podido apreciarse, la praxiología motriz se nos antoja como una poderosa herramienta para el diseño y análisis del diseño curricular, contribuyendo a dotar de mayor consistencia epistemológica al mismo (al margen de otras disciplinas que lo puedan complementar). Además, y como se ha explicado anteriormente, el desarrollo curricular debe responder, por un lado, a criterios psicopedagógicos, y por otro, a criterios epistemológicos que doten de una coherencia interna en la secuenciación de los distintos elementos curriculares analizados (objetivos y contenidos) y para ello, la praxiología motriz ya ha demostrado sobradamente su validez.

6. Referencias bibliográficas.

Betancor, I. (2004). Análisis comparativo de los objetivos y contenidos de educación física y música en el currículo de secundaria y bachillerato en la comunidad autónoma de canarias. *Actas del V Simposium Internacional Educación Física, deporte y turismo activo* (CD). Las Palmas de Gran Canaria: ULPGC.

DECRETO 126/2007, de 24 de mayo, por el que se establece la ordenación y el currículo de la Educación Primaria en la Comunidad Autónoma de Canarias. Boletín Oficial de Canarias núm. 112, miércoles 6 de junio de 2007.

GEIP, (1998). Hacia la construcción de un paradigma en Praxiología Motriz: Objeto, Campo, Clasificaciones e Ideología. *Kinesis (26)*, 5-11.

GEIP, (2000). ¿Taxonomía de las actividades o de las situaciones motrices? *Apunts (60)*, 100-105.

Grundy, S. (1991). *Producto o praxis del curriculum*. Madrid: Morata.

Grup Estudi Praxiològic Inecf De Lléida, (1993). Estudi Praxiològic de les practiques esportives, expresives, lúdic-recreatives i aprehensives. *Apunts (32)*, 19-26.

Hernández Moreno, J. (2003). Los contenidos exclusivos de las materias y asignaturas troncales de los planes de estudio de la formación de los docentes de educación física: licenciados y maestro-especialista en educación física españoles. *Actas del XXI Congreso Nacional de Educación Física "El pensamiento del profesorado"* (CD). Santa Cruz de Tenerife: Dirección General de Ordenación e Innovación Educativa del Gobierno de Canarias.

Hernández Moreno, J. (dir.) (2000). *La iniciación a los deportes desde su estructura y dinámica.* Barcelona: INDE.

Hernández Moreno, J. y Jiménez, F. "Los contenidos deportivos en la educación escolar desde la praxiología motriz (II)". *EFdeportes, 20* (en línea). http://www.efdeportes.com. (consulta: 1 diciembre 2006).

Hernández Moreno, J. y Rodríguez Ribas, J. P. (2003). Los contenidos y objetivos exclusivos del currículo de Educación Física escolar desde la praxiología motriz: los casos de la Educación Secundaria Obligatoria y el Bachillerato en España. *Revista de Educación Física (90),* 11-23.

Hernández Moreno, J. y Rodríguez Ribas, J. P. (2004). *La Praxiología Motriz: fundamentos y aplicaciones.* Barcelona: Inde.

Hernández Moreno, J. y Rodríguez Ribas, J. P. "Los Contenidos exclusivos de la Formación de docentes en Educación Física: El Camino hacia Europa". *Inderef,* (en línea) (consulta: 1 diciembre 2006).

Larraz, A. (2004). Diseño del currículo de educación física escolar desde la praxiología motriz: el currículo de primaria. *Actas del V Simposium Internacional Educación Física, deporte y turismo activo* (CD). Las Palmas de Gran Canaria: ULPGC.

Parlebas, P. (1986b). *Elements de sociologie du sports.* París: PUF.

Parlebas, P. (2001). *Juegos, deporte y sociedad. Léxico comentado de praxiología motriz.* Barcelona: Paidotribo

Piaget, J. (1970). *La epistemología genética.* Barcelona: A. Redondo

Stenhouse, L. (1984). *Investigación y desarrollo del curriculum.* Madrid: Morata.

Viciana, J. (2002). *Planificar en Educación física*. Barcelona: INDE.

EL ANALISIS DEL RENDIMIENTO EN LOS DEPORTES DE EQUIPO. ALGUNAS CONSIDERACIONES METODOLÓGICAS.

PERFORMANCE ANALYSIS IN TEAM SPORTS. SOME METHODOLOGICAL CONSIDERATIONS.

Carlos Lago Peñas (Universidad de Vigo)

clagop@uvigo.es

Resumen

El análisis del rendimiento es vital en deportes de equipo si los jugadores y los equipos quieren alcanzar el éxito. Para los entrenadores la información recogida en la competición supone no sólo e punto de partida para planificar el microciclo semanal de entrenamiento, sino también la fuente básica para organizar el plan anual de entrenamiento/competición. El análisis del juego consiste en la recogida objetiva y el examen de los comportamientos sucedidos en la competición. Probablemente, el principal objetivo del análisis del juego cuando se evalúa el rendimiento del propio equipo es identificar fortalezas., que pueden ser desarrolladas en el entrenamiento, y debilidades que puedes ser mejoradas antes de la competición. Del mismo modo, el análisis del rendimiento del equipo rival puede ser utilizado para contrarrestar sus fortalezas y explotar sus debilidades. El objetivo de este trabajo consiste en analizar los factores que deben ser estudiados por los investigadores para entender mejor el rendimiento en deportes de equipo.

Palabras clave: deportes de equipo, rendimiento, entrenamiento.

Abstract

The analysis of performance is vital in team sports if the individual/team is to be successful. For many coaches the information gained from performances will not only form the basis of weekly training programmes, but also may act as the primary source for the scheduling of seasonal plans. Match analysis refers to the objective recording and examination of behavioural events occurring during competition. Probably, the main aim of match analysis when observing one's own team's performance is to identify strengths, which can then be further built upon, and weaknesses, which suggest areas for improvement. Likewise, a coach analysing opposition performance will use data to try counter opposing strengths and exploit weaknesses (Hughes & Bartlett, 2002). The aim of this paper is to analyze the factors that should be addressed by researchers in order to understand the performance in team sports.

Key words: team sports, performance, training.

I. PRESENTACIÓN. COMPLEJIDAD Y DIFICULTAD DE ESTUDIO DEL RENDIMIENTO EN LOS DEPORTES DE EQUIPO

Al proponerme comunicar mis inquietudes y estudios me gustaría que quedase claro, al menos, aquello de lo que no se trata. No pretendo complicar lo que a ojos de muchos se presenta sencillo, tampoco quiero conceptualizar aséptica e inútilmente, y de ningún modo el objetivo es alejarse de la gozosa práctica de los deportes de equipo (DSEQ). Estas especialidades, debido a su gran complejidad, precisan de una construcción del conocimiento muy sacrificada, incluso en el "saber hacer" de los entrenadores. Ciertas soluciones conceptuales muy aceptadas deberán someterse al duro *yunque* de la ciencia, facilitándose la operación del *martillo* (método) a través de altas *temperaturas* (multidisciplinariedad, validez ecológica,). Hay que validar o excluir enfoques y constructos, disminuyendo, por un lado, la resignación a la infinitud o inaccesibilidad del fenómeno ("cada partido es un mundo"; "el baloncesto es así"; "fútbol es fútbol"…), y, por otro lado, reduciendo los grados de certeza que, a veces poco justificados, exige cotidianamente la toma de decisiones en la práctica del entrenamiento ("está todo inventado"; "no cambiaremos nuestro juego", …). Dichas certezas son buenas hipótesis de trabajo, pero si no se verifican no pueden aumentar el conocimiento de la especialidad sin caer en cierta ingenuidad (Martín Acero y Lago, 2005).

En las últimas décadas se están desarrollando grandes esfuerzos en la construcción del conocimiento en una Teoría de los Juegos Deportivos Colectivos. La práctica de cada deporte de rendimiento está mejorando cotidianamente, aunque no quede registrada, ni se eleven a hipótesis plausibles para estudios científicos aquellas intervenciones paradigmáticas que se reproducen por campos, gimnasios y pabellones. Los entrenadores de equipos de alto rendimiento poseen muchos más conocimientos de los que cada realidad les permite aplicar, y esta ha de ser la motivación de la investigación hasta situar a los técnicos en condiciones de que los niveles de su *"saber hacer"* estén equiparados a los niveles de su *"saber"* sobre la realidad de su deporte. Sin investigaciones científicas suficientes, multimetódicas y coordinadas que partan de las necesidades de la práctica no se avanzará en la elaboración de una Teoría de los Juegos Deportivos Colectivos y, simultáneamente, en la validación o negación de las rutinas de entrenamiento que efectivamente son capaces de mejorar los niveles de rendimiento de los deportistas (Investigación-Acción) (Martín Acero y Vittori, 1997c).

El principio fundamental que se debe manejar en el estudio de los deportes de equipo es que los argumentos científicos no son opiniones. Aun cuando las conclusiones a las que llega un científico puedan coincidir a veces con las intuiciones de un observador ocasional, esto no significa que tengan la misma valía. Las opiniones no son correctas o incorrectas, las investigaciones científicas sí. La diferencia entre ambas no está en el objeto de estudio, el mismo en los dos casos, sino en el método. Lo que confiere a las ciencias del deporte, por ejemplo, el rango de ciencia es el uso de procedimientos de investigación contrastados y aceptados. Sin este contenido metodológico, se queda simplemente en *deporte* y se relega al ámbito de la opinión. Y a la comunidad científica no le interesan en absoluto nuestras opiniones. Como ya sabemos desde hace más de un siglo, "la unidad de todas las ciencias se basa únicamente en su método, no en su materia" (Pearson, 1892: 16).

Algunos entrenadores e investigadores en deportes de equipo rechazan la idea de que un conocimiento general sea necesario o útil (ni siquiera posible) como punto de partida para conocer un determinado acontecimiento deportivo. Lo que sostienen es que cada partido o episodio de juego que estudian son *únicos* y, en cierto sentido, tienen razón. Sólo hubo una final de la Liga de Campeones F.C. Barcelona-Arsenal, un Mundial de Fútbol Alemania 2006 o una Jornada 17 en el Campeonato Nacional de Liga en España. Pero aún van más lejos. La explicación, según su punto de vista, se limita a ese único acontecimiento o unidad: no a por qué ganan los equipos observados si no a por qué vencen ese día. Los entrenadores e investigadores de esta tradición creen que perderían su capacidad de explicar lo específico si intentaran ocuparse de lo general.

Sin embargo, el término *singularidad* es engañoso. Considerado de forma global, cada aspecto de la realidad deportiva es infinitamente complejo y se relaciona de alguna manera con acontecimientos naturales anteriores. Por tanto, la singularidad de las cosas forma parte de la condición humana: no distingue entre las situaciones que son susceptibles de generalización científica y aquellas en las que no es posible generalizar. Lo que realmente plantea la singularidad es el problema de la complejidad. La cuestión no es si los acontecimientos son de por sí únicos, si no el hecho de que sea posible o no extraer de un amasijo de acontecimientos las características principales de la realidad deportiva que queramos comprender.

En resumen, siempre que sea posible, la investigación sobre el juego tiene que ser general y específica al mismo tiempo: debe informarnos sobre los tipos de acontecimientos y también sobre hechos específicos en lugares concretos. Queremos aislarnos del tiempo sin perder el vínculo con él, y la insistencia en uno de esos objetivos puede variar de una investigación a otra, aunque es probable que ambos estén presentes. Puede que la mejor manera de entender un determinado acontecimiento sea utilizar también los métodos de la inferencia científica para estudiar pautas sistemáticas en acontecimientos paralelos similares.

Los esfuerzos de muchos investigadores y entrenadores deberán posibilitar una tecnología de evaluación, prescripción e intervención mayor en cada deporte sociomotor de equipo. En definitiva, en los deportes de equipo se trata de *comprender la complejidad para aumentar el rendimiento.*

II. LA CONSTRUCCIÓN DE CONOCIMIENTO CIENTÍFICO EN EL FÚTBOL. EL CONCEPTO DE EFECTO CAUSAL

En los deportes de equipo, la identificación de las causas es el fundamento para entender los fenómenos y construir una ciencia explicativa. En general, los conceptos de causa se construyen sobre la idea de comparar lo que en realidad ha sucedido, bajo ciertas condiciones, con lo que habría podido suceder bajo otras condiciones particulares diferentes. Por tanto, el efecto causal de cualquier acción se puede definir como la diferencia entre el resultado real y el que habría tenido lugar de acuerdo con la acción contrafáctica distinta. Con mayor precisión, King, Keohane y Verba (2000) definen el efecto causal como *la diferencia en los valores de la variable dependiente cuando la variable explicativa adopta dos valores distintos y todo lo demás sigue igual.*

En otras palabras, el efecto causal de X es la diferencia en el resultado en Y que tendría lugar si pudiéramos realizar un experimento perfecto en el que sólo X cambia. El *quid* de esta reproducción hipotética o experimento perfecto del que depende la estimación del efecto causal es que todas las variables independientes deben permanecer constantes en los dos momentos, a excepción de una: la variable causal principal, también conocida como clave o de tratamiento. Cuando sucede esto, el cambio en la variable dependiente en la condición contrafáctica en comparación con la real se puede atribuir a la variable independiente clave. Esto es:

$$\beta_1 X_{cl} = Y_r - Y_h,$$

donde X_{cl} es la variable independiente clave, β_1 es su efecto causal, Y_r es la variable dependiente en la situación real y, finalmente, Y_h es la variable dependiente en la situación hipotética.

Si, por el contrario, alguna otra variable independiente interviniente o de control también cambia, no podemos saber qué parte de la diferencia entre Y_r y Y_h se puede atribuir a la variable independiente clave y cuál a la de control. Esto es,

$$\beta_1 X_{cl} + \beta_2 X_{co} = Y_r - Y_h, \qquad \text{de} \qquad \text{modo} \qquad \text{que}$$

$$\beta_1 X_{cl} = (Y_r - Y_h) - \beta_2 X_{co}$$

donde X_{co} es una variable de control y β_2 su efecto causal. En fin, la estimación del efecto causal no es posible cuando varía más de una variable independiente. Este supuesto se conoce como "todo lo demás igual" o "*ceteris paribus*".

Para explicar con claridad y de una manera más intuitiva esta definición de causalidad, podemos utilizar la investigación de Lago y Martín Acero (2005) acerca de los factores que determinan el tiempo de posesión del balón que acumulan los equipos en un partido de la Liga Española de Fútbol. Los autores desarrollan un modelo de regresión lineal que maneja como variables independientes los minutos que los equipos tienen el marcador en contra *(MC)* o empatado *(ME)* a lo largo de cada partido y tres variables ficticias que identifican a cada uno de los veinte equipos que disputan el Campeonato de Nacional de Liga *(EQ)* y sus correspondientes rivales en cada encuentro *(RIV)* y el carácter local o visitante de los equipos en cada partido *(LOC)*. El modelo desarrollado para las estimaciones se especifica del siguiente modo:

$$PF_i = \beta_1 + \beta_2 \cdot LOC_i + \beta_3 \cdot MC_i + \beta_4 \cdot ME_i + \beta_5 \cdot EQ_i + \beta_6 RIV_i + \varepsilon_i$$

Los resultados alcanzados permiten estimar cual es el efecto de cada una de las variables independientes examinadas sobre el tiempo de posesión de los equipos en un partido. En la Tabla 1 se presentan los coeficientes de regresión estimados para cada variable.

Tabla 1. Determinantes de la posesión del balón en la Liga Española de Fútbol

Variable Dependiente	
Local	5,672*
	(0,487)
Minutos en contra	0,091*
	(0,011)

Minutos empatados	0,045*
	(0,011)
Constante	43.02
	(1,941)
R^2 ajustado	0,60
Número de observaciones	318

FUENTE: Lago y Martín Acero (2005). Notas: Aparecen en primer lugar los coeficientes de regresión estimados, seguidos por las desviaciones típicas de los parámetros calculadas a partir de la matriz de varianzas y covarianzas estimada mediante el método de mínimos cuadrados ordinarios (MCO) y los errores robustos. R_2 es el coeficiente de determinación. Se han excluido los coeficientes de las variables equipo y rival por su excesiva extensión. *p<0,01.**p<0,05. ***p<0,10.

Los resultados se interpretan del siguiente modo. Las variables locales, minutos con el marcador en contra y minutos con el marcador empatado son significativas al 1 por 100. Los equipos locales tienen la posesión del balón prácticamente 6 puntos porcentuales más que los visitantes; cada 10 minutos con el marcador en contra incrementa en casi 1 punto el tiempo de posesión del balón; mientras que cada 10 minutos con el marcador empatado supone sumar para el equipo local 0,45 unidades porcentuales más de dominio del balón. De este modo, por ejemplo, si un equipo fuese perdiendo durante 50 minutos y empatando los otros 40 incrementaría en 6,35 puntos su posesión del balón (50*0,091 + 40*0,045 = 4,55 + 1,80).

¿Qué posesión del balón cabía esperar de un equipo si, por ejemplo, en vez de actuar como local lo hiciera como visitante y todo lo demás siguiera igual? En la Tabla 2 se presenta una simulación de los valores de posesión del balón esperables en el partido entre el Real Madrid y el Deportivo de La Coruña. Los datos de la Tabla 2 se interpretarían del siguiente modo: hay que buscar la combinación de minutos empatados y minutos en contra que tuvo el partido para el Deportivo y tomar el valor que se presente en el cuadro correspondiente. En primer lugar, se presenta el valor de la posesión cuando el Deportivo actúa como local y a continuación como visitante. Por ejemplo, si el Deportivo tuviese el marcador en contra 45 minutos y empatado durante los otros 45, la estimación de su posesión en el partido sería del 49% en el caso de actuar como local y del 43% si juega como visitante. Como puede apreciarse, si todas las demás variables (rival, minutos con el marcador en contra y empatado) permaneciesen igual, el efecto causal de actuar como local en comparación con ser visitante en el partido sobre la posesión del balón del Deportivo seria de 6 puntos porcentuales.

Tabla 2. Estimación de la posesión de balón prevista para el Deportivo en el partido Real Madrid-Deportivo (redondeado)

Local / Visitante Minutos en contra 0	15	30	45	60	75	0
Minutos empatados 0	43 / 37	44 / 39	46 / 40	47 / 37	48 / 43	51 / 44	1 / 45

103

15	44 / 38	45 / 39	47 / 41	48 / 42	49 / 43	51 / 44
30	44 / 39	46 / 40	48 / 41	49 / 43	50 / 44	
45	45 / 39	46 / 41	48 / 42	49 / 43		
60	46 / 40	47 / 41	49 / 43			
75	46 / 41	48 / 42				
90	47 / 41					

FUENTE: Lago y Martín Acero (2005). Nota: Aparece en primer lugar la posesión del balón para el Deportivo como local y después como visitante

III. RENDIMIENTO Y RESULTADO EN LOS DEPORTES DE EQUIPO. LA UTILIZACIÓN DE INDICADORES DEL RENDIMIENTO

Podríamos pensar que, al registrar el nivel de éxito o fracaso que cada jugador y cada equipo expresan en cada partido, estamos observando de forma directa su máximo nivel de prestación. Sin embargo, los deportes de equipo siempre conllevan un cierto margen para lo aleatorio y lo impredecible. El resultado de un partido de fútbol no sólo está sujeto al éxito o al fracaso en la ejecución de los planes de actuación previstos por los entrenadores y jugadores, sino también por otros aspectos que poco o nada tienen que ver estrictamente con la participación de los equipos. Un empate, una victoria o una derrota por 1-0 puede esconder en realidad una clara superioridad en el juego de un conjunto frente a otro.

Es reconocido por entrenadores, jugadores y aficionados que a veces el azar es importante para entender el resultado de un partido. Veamos un ejemplo. En la Tabla 3 se presenta la estadística del partido Atlético de Madrid-Real Madrid de la Liga Española en la temporada 2004-2005. Después de examinar algunos indicadores del rendimiento de los dos equipos, pocos se atreverían a apostar que el resultado final fue de 0-3 a favor del Real Madrid. El rendimiento del Atlético de Madrid fue muy superior al de su rival y sin embargo su resultado fue peor.

Tabla 3. Indicadores de rendimiento en el partido Atlético de Madrid-Real Madrid en la Liga Española de Fútbol de la temporada 2004-2005

ATLÉTICO DE MADRID	0 - 3		REAL MADRID
124	Jugadas de ataque		100
5	Remates portería		3
10	Remates fuera		1
0	Paradas		5
44	Centros al área		3
0	Fueras de juego		3
62	Balones recuperados		52
65	Balones perdidos		75
17	Asistencias		3
21	Faltas recibidas		18
18	Faltas cometidas		21

FUENTE: Lago (2005).

¿Puede resultar el azar un aspecto determinante para explicar el resultado de los equipos al final de una temporada? ¿Es realmente tan importante la suerte en un único partido? ¿Cómo se puede distinguir entonces en el resultado de un partido entre los efectos propiamente dichos del rendimiento de los equipos y los de otros acontecimientos ligados al azar pero que resultan ajenos a la propia actuación de los participantes?

La respuesta más habitual a esta última pregunta en la literatura es que no es posible o no merece la pena, de modo que se asume que todos los acontecimientos previstos o no en el juego son un efecto del rendimiento de los equipos. Si aceptamos que la suerte posee un papel relevante en el resultado de los equipos al final de una temporada, estaremos minimizando la importancia del rendimiento y, por tanto, del entrenamiento en sí mismo. Si, por el contrario, sostenemos que el azar tiene una importancia limitada para dar cuenta de la posición final de los equipos en el campeonato, estaremos reconociendo que rendimiento y resultado son la misma cosa. Claro que eso puede que no explique el resultado del partido entre el Atlético de Madrid y el Real Madrid.

Supongamos que, por un repentino cambio en el calendario de la competición, la Federación Española de Fútbol hubiera decidido repetir el partido Atlético de Madrid-Real Madrid cada semana y supongamos también que éstos fueran independientes entre sí. Aunque los planes de actuación previstos por los entrenadores y jugadores fueran siempre los mismos, cada repetición semanal no registraría la misma evolución de la competición y el mismo resultado. Podría cambiar la situación meteorológica, cometer errores el árbitro, algún jugador podría lesionarse, y todo ello afectaría al desarrollo del juego y a su resultado. De este modo, numerosos acontecimientos transitorios podrían producir resultados ligeramente diferentes. Después de todo, nuestra observación de cualquiera de estos partidos no sería una medida perfecta de la fortaleza de los equipos.

En este ejemplo, puede decirse que la varianza del resultado en diferentes partidos surge de dos factores separados: las diferencias *sistemáticas* y las *no sistemáticas*. En el ejemplo anterior, las primeras incluyen características fundamentales y predecibles de los equipos como su planteamiento táctico, la apuesta por el dominio de la posesión del balón o no, la calidad individual de los jugadores o el tipo de defensa seleccionada. En hipotéticas repeticiones semanales del mismo partido se mantendrían las diferencias sistemáticas, pero variarían las no sistemáticas, como son los cambios producidos por alteraciones meteorológicas o los errores arbitrales.

Los factores sistemáticos son persistentes y sus consecuencias se repiten cuando tienen un valor determinado. Cuando equipo apuesta por tener la iniciativa en el juego, es posible que alcanzar un porcentaje alto de posesión del balón le permita mejorar su rendimiento. Los no sistemáticos son transitorios: no podemos predecir su impacto. No podemos saber si la suerte acabará por empujar o no un balón que golpea en el poste hacia el interior de la portería o si el árbitro se equivocará en una decisión clave.

Así, el resultado de un partido de fútbol puede modelizarse como una función de factores sistemáticos y no sistemáticos:

y: $\square(x, \square_t)$,

donde *y* es el resultado del partido, *x* es el rendimiento alcanzado por los equipos (factor sistemático) y $\square_t$ es el azar propio de la competición (factor no sistemático). En cualquier caso, se asume además que las perturbaciones propias de u_t están distribuidas normalmente, de modo que: i) este factor aleatorio no sistemático desaparece en la media de las reproducciones hipotéticas $E(u_t) = 0$; ii) no se correlaciona con la verdadera variable dependiente, $C(u_t, Y^*) = 0$, ni con las independientes $C(u_t, X^*) = 0$, y iii) tienen la misma varianza $V(u_t) = \square^2$ en cada una de las unidades. En fin, los estimadores de satisfacer diversas propiedades estadísticas deseables, como son la ausencia de sesgos y la varianza mínima.

Dicho de otro modo, es posible que para un único partido o un número muy limitado el azar provoque una alteración en los acontecimientos que ocasione un resultado imprevisto por el rendimiento alcanzado por los equipos en la competición: "*cada partido es una historia*" Sin embargo, la suerte sólo afecta al partido en que ocurre. Después de un número amplio de observaciones, la normalidad de las perturbaciones estoscásticas justificaría entonces que en el análisis empírico se excluya $\square_t$ y se exprese la influencia del rendimiento exclusivamente como el resultado de un componente sistemático o determinístico (si no fuera así, el azar sería un factor sistemático). Siguiendo esta pista, Lago (2005) realizó una investigación con el fin de estimar cuál estimar cuál es el efecto causal del rendimiento sobre los puntos que obtienen los equipos en la competición y comprobar si el efecto del rendimiento es igual en diferentes momentos de la temporada: después de un número limitado de partidos o de una serie amplia de observaciones.

En la Tabla 4 se compara la influencia del rendimiento de los equipos de la Liga Española durante la temporada 2003-2004 sobre los puntos que alcanzan en las jornadas 3, 5, 10 y 17. La *proxy* de rendimiento utilizada en este trabajo consiste en la diferencia entre los lanzamientos realizados y recibidos por cada equipo en cada partido. Es preciso recordar que la victoria otorga 3 puntos, el empate 1 y la derrota 0. De este modo, el número máximo de puntos que un equipo podría alcanzar en las jornadas 3, 5, 10 y 17 es respectivamente 9, 15, 30 y 51. En las tres primeras jornadas, el rendimiento de los equipos no es estadísticamente significativo para explicar los puntos obtenidos, aunque el signo positivo esperado (cuanto mejor es el rendimiento, se obtienen más puntos). La constante del modelo es significativa al 1 por 100 y se refiere a los puntos que cabría esperar que obtendría un equipo con un rendimiento de 0: en este caso 4. El coeficiente del rendimiento alcanza un valor de 0,15, es decir, que cada punto de mejora en el rendimiento otorga 0,15 puntos más en la clasificación. Así, por ejemplo, un rendimiento positivo de 6, supondría que un equipo sume prácticamente 1 punto más en las tres primeras jornadas con respecto a un equipo con un rendimiento de 0. Del mismo modo, con un rendimiento de –6, cabría esperar que ese equipo tuviese 1 punto menos. En la jornada 5, el rendimiento pasa a ser significativo al 5 por ciento. Además, el coeficiente del rendimiento pasa a ser de 0,39. A partir de la jornada 10, el rendimiento es significativo al 1 por ciento y explica cada vez más los puntos que se alcanzan en el campeonato.

En la Figura 1, se representa la relación existente entre rendimiento y resultado en la Jornada 3, 5, 10 y 17. Si las cuatro rectas fuesen paralelas, el efecto del rendimiento en todos los casos sería el mismo. La pendiente más acusada de las rectas conforme se sucede las jornadas del campeonato indica que la influencia del rendimiento es cada vez mayor sobre los puntos obtenidos.

En la Tabla 5 se presenta una simulación de los puntos que cabría esperar que alcanzase un equipo en las jornadas 3, 5, 10 y 17 en la Liga Española de Fútbol de acuerdo con los resultados presentados en la Tabla 4. De este modo, parece posible concluir dos cuestiones básicas acerca de la relación entre resultado, rendimiento: i) el rendimiento de los equipos es importante para dar cuenta de los puntos que alcanzan los equipos en el campeonato; ii) la importancia del azar puede ser importante para un único partido o una serie muy pequeña (2-3), pero a partir de cierto número de partidos, la suerte no es un factor determinante: rendimiento y resultado acaban siendo lo mismo.

Tabla 4. Análisis de la influencia del rendimiento en los puntos obtenidos por los equipos en las jornadas 3, 5, 10 y 17 de la Liga Española de Fútbol en la temporada 2003/2004

	Modelos			
Variable Dependiente: Puntos	Jornada 3	Jornad a 5	Jornada 10	Jornada 17
Rendimiento	0,15 (0,10)	0,39** (0,15)	1,01* (0,22)	1,70* (0,51)
Constante	4,04* (0,49)	6,76* (0,63)	13,68* (0,77)	23,07* (1,39)
R²	0,12	0,27	0,54	0,38
Número de observaciones	20	20	20	20

FUENTE: Lago (2005). Notas: Aparecen en primer lugar los coeficientes de regresión estimados, seguidos por las desviaciones típicas de los parámetros calculadas a partir de la matriz de varianzas y covarianzas estimada mediante el método de mínimos cuadrados ordinarios (MCO) y los errores robustos. R_2 es el coeficiente de determinación. *p<0,01.**p<0,05.

Figura 1. Relación entre el rendimiento alcanzado por los equipos en las Jornadas 3, 5, 10 y 17 y los puntos obtenidos en Liga

Española de Fútbol en la temporada 2003/2004

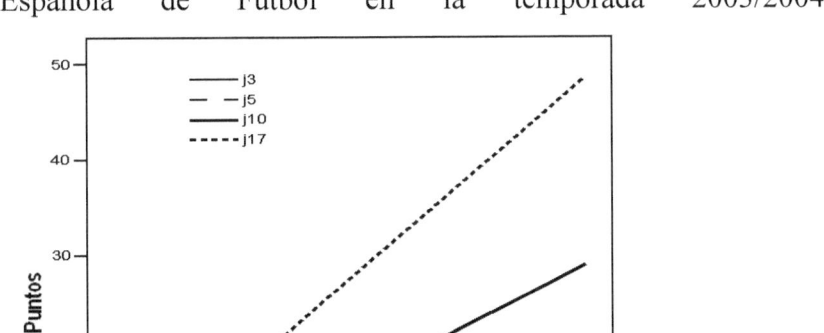

Así, parece posible justificar que las diferentes competiciones oficiales organizadas por la UEFA y la RFEF no requieren de las mismas condiciones para el éxito deportivo. Los torneos con un calendario de competiciones largo como la Liga (10 meses de duración) terminan privilegiando a los equipos que tienen un buen rendimiento durante el mismo. En los torneos con un calendario de competición corto o con un sistema de eliminación directa (Knock-Out: KO) que resuelve el ganador en 1 ó 2 partidos la suerte puede resultar tan determinante como el propio rendimiento. Todo ello hace que, por ejemplo, en la Copa del Rey o en la fase de eliminatorias de la Liga de Campeones los vencedores y finalistas puedan ser en ocasiones equipos que no se encuentran en los primeros lugares de la clasificación en la Liga Nacional o que no eran claros favoritos para hacerse con la victoria. Sin embargo, en los Campeonatos Nacionales no suele ganar nunca un equipo que no tenga un rendimiento magnífico durante todo el torneo.

Tabla 5. Estimación de los puntos previstos en las jornadas 3, 5, 10 y 17 de la Liga Española de Fútbol en según el rendimiento alcanzado

Rendimiento	Puntos			
	Jornada 3	Jornada 5	Jornada 10	Jornada 17
-10	3	3	4	6
-5	3	5	9	15
0	4	7	14	23
5	5	9	19	31
10	6	11	24	40
15	6	13	29	49

FUENTE: Lago (2005). Nota: las puntuaciones de los equipos se han redondeado con el fin de ofrecer valores enteros reales de la competición.

Dice Seirul-lo (1987) que en los deportes de equipo es preciso conocer los calendarios de competición porque la carga de entrenamiento debe ser distinta según fluctúe la competición. La competición supone la mayor carga psicobiológica específica posible e influye en el producto de la forma deportiva y en el proceso que significa la misma hasta alcanzar el máximo estado de forma específica de la temporada (Martín Acero, 2004). Sin embargo, a pesar de la importancia concedida todavía se conoce muy poco acerca de la influencia del tipo de competición sobre las exigencias que demanda de los deportistas. ¿Se exigen las mismas necesidades condicionales o psicológicas en una competición de 7 partidos como la Copa del Rey que en otra de 10 meses y 38 partidos? ¿Se deben entrenar del mismo modo? ¿Tiene el mismo peso la preparación de los deportistas? ¿Tiene mucho que ver el formato de la competición que se propone con los rasgos que se exigen a los equipos campeones?

Luis Aragonés insistió en el último Mundial de Fútbol de Alemania 2006 que un buen rendimiento en la primera fase de la competición (formato de *liguilla* sin consecuencias para la siguiente fase del torneo) no era un buen indicador de las posibilidades de los equipos clasificados y que la fase eliminatoria propia de la segunda fase "es otro Mundial" (EL PAÍS, 26 de junio de 2006, entrevista a Luis Aragonés, seleccionador del equipo de España). Desgraciadamente, tuvo razón. España fue la selección con el mejor rendimiento en la primera fase de las 32 selecciones participantes y cayó en la primera ronda de eliminatorias. Quizás las exigencias competitivas de las dos fases de la competición son diferentes.

Lago (2006b) estudió los efectos del rendimiento y el azar en los resultados que obtienen los equipos en los partidos del Mundial de Fútbol de Alemania 2006. En la Tabla 6 se presenta la diferencia de rendimiento entre los equipos clasificados y no clasificados en la primera fase de la competición. Es preciso recordar que los equipos que terminan esta fase en el primer o segundo puesto de su grupo se clasifican para la segunda fase y que el tercero y cuarto son eliminados. Como puede observarse, los equipos clasificados tienen un rendimiento mejor que los no clasificados, lo cual viene a justificar que en la primera fase del Campeonato rendimiento y resultado van de la mano. Tener un buen rendimiento en los partidos permite clasificarse para la segunda fase del Mundial, no tenerlo conduce a la eliminación.

Tabla 6. Diferencia de rendimiento entre los equipos clasificados y no clasificados en la primera fase de la primera fase del Mundial de Alemania 2006

	Todas las observaciones
Observaciones	96
	(48+48)
$N_{CLASIFICADOS}$	4.19
(media)	(7.06)
$N_{NOCLAIFICADOS}$	-4.19
(media)	(7.26)
Diferencia	8.38
	(1.46)
T	5.72
p>t	0.00*

FUENTE: Lago (2006b). Notas: Desviaciones típicas entre paréntesis *p<0,01

Con el objetivo de comprobar si esta relación entre rendimiento y resultado se limitaba únicamente a la primera fase del Campeonato o se mantenía también en la segunda fase, en este artículo también se realizó una comparación de medias entre el rendimiento de los equipos que durante la segunda fase se han clasificado en las eliminatorias frente a aquéllos que han sido eliminados. En la Tabla 8 se presenta la diferencia de rendimiento entre los equipos ganadores y perdedores en las eliminatorias de la segunda fase del Mundial de Fútbol de Alemania 2006. Como puede apreciarse no existen diferencias estadísticamente significativas entre el rendimiento de ambos grupos. Incluso, el rendimiento de los perdedores es mejor. La imposibilidad de rechazar la hipótesis nula en la comparación entre los ganadores y perdedores lleva a pensar que quizás en la segunda fase del Mundial la relación entre rendimiento y resultado no sea tan fuerte. Tener un buen rendimiento no asegura ganar, a diferencia de la primera fase, y no tenerlo no es sinónimo de perder. Según Lago (2006b), la limitada diferencia que existe entre las selecciones en la segunda fase del Mundial (los 8 equipos que disputaron los cuartos de final y 11 de los 16 que jugaron en octavos de final estaban situados en el ranking de la FIFA de mayo de 2006 entre las 19 mejores selecciones) hace que en una eliminatoria a un único partido el azar o la experiencia competitiva de los equipos puedan resultar determinantes.

Saber más sobre la influencia del tipo de competición en la periodización y organización del entrenamiento en deportes de equipo permitirá avanzar en la pertinencia de la estructuración de la carga de estas especialidades y mejorar en la preparación de los deportistas (Martín Acero, 2004; Álvaro, 2005).

En cualquier caso, en la investigación anterior se ha utilizado un indicador del rendimiento muy correlacionado con el resultado en cada partido: es evidente que para anotar un gol hay que lanzar a portería. Resulta clave que en la operacionalización de los factores que dan cuenta del resultado de los equipos (variables independientes) no se incorporen indicadores que en sí mismo son una expresión del éxito en el juego. Surge entonces una de las cuestiones más relevantes del análisis del rendimiento en el fútbol y en los deportes de equipo, ¿cuáles son los indicadores del rendimiento que deben utilizarse para dar cuenta del juego? ¿Tienen todos ellos el mismo efecto en el resultado? ¿Son los mismos para todos los equipos?

En la Tabla 8 se presenta una descripción de algunos de los indicadores del rendimiento que han sido utilizados en el análisis del fútbol. Como puede apreciarse la dispersión de los campos de procedencia de éstos es enorme y de muy diversa naturaleza. Si bien es indudable la importancia de todas las dimensiones de la motricidad para expresar los mayores niveles de rendimiento, no es menos cierto que la investigación actual ha venido a destacar que no todos los indicadores tienen la misma importancia y repercusión en el rendimiento y resultado de los equipos.

Tabla 7. Diferencia de rendimiento entre los equipos ganadores y perdedores

en las eliminatorias de la segunda fase del Mundial de Alemania 2006

	Todas las observaciones
Observaciones	32 (16+16)
N*GANADORES* (media)	-0.06 (7.59)
N*PERDEDORES* (media)	0.13 (7.57)
Diferencia	8.38 (2.68)
T	-0.07
p>t	0.95

FUENTE: Lago (2006b).

Tabla 8. Descripción de los diferentes indicadores del rendimiento que han sido utilizados en el análisis del fútbol

116

Match classification	Biomechanical	Technical	Tactical
Scores No. of shots on target No. of shots off target Corners, etc. Crosses, etc.

For a review, see Hughes (1993) | Kicking Ball projection velocity and spin Kinematics and kinetics of kicking leg energy transfers sequencing of joint actions net joint forces and moments Throw-in Ball release velocity Kinematics of arms, including Sequence of peak segment speeds

For a review, see Lee and Nolan (1998); see also Polmam (1993) | Passes to opposition Tackles won and lost Sots off target Dribbles Lost control On-target crosses Off target-crosses etc.

For a review, see Hughes (1993); see also Pettit and Hughes (2001) | Passes/possession Pace of attack Shots Tackles won and lost Passing distribution Length os passes Dribbles etc.

For a review, see Hughes (1993); see also Pettit and Hughes (2001) |

FUENTE: Hughes y Bartlett (2002).

Los indicadores tácticos parecen reflejar mejor la naturaleza del juego y permiten entender mejor el desarrollo del juego. Siendo relevantes, creo que los indicadores técnicos y biomecánicos son una expresión exclusiva del rendimiento individual, que no del colectivo, que quizás permitan entender mejor al jugador, pero no al juego. Posiblemente los iniciales modelos de análisis del rendimiento que se extendieron en los deportes de equipo fueron una traslación, a veces poco reflexiva, de las experiencias propias de deportes individuales. En estas especialidades los factores técnico-biomecánico son determinantes. Sin embargo, en los deportes colectivos no permiten comprender la lógica interna del juego.

En los deportes de equipo de tanteo alto (baloncesto, balonmano) la selección de los indicadores del rendimiento que dan cuenta del juego y del resultado parece más sencilla. Al tratarse de deportes de *finalización,* donde cada jugada termina con un lanzamiento o una acción próxima a la meta rival (canasta o portería), el resultado final es la consecuencia del éxito en cada una de las posesiones o unidades de competición de cada equipo. Las causas que condujeron al éxito o fracaso son cuantificables y tienen un efecto claro en el marcador parcial de cada posesión y final (Álvaro et al., 1996; Trninié, Milanovic y Dizdar, 1997; Sampaio, 1998; Sampaio y Janeira, 2001, De Rose, 2002; Lorenzo, Gómez y Sampaio, 2003). Sin embargo, en los deportes de tanteo bajo (fútbol, hockey hierba) la propuesta de los indicadores del rendimiento que contienen el desarrollo del juego es mucho más difícil. A diferencia de los deportes de tanteo alto, la finalización, independientemente de su consecuencia, es en sí mismo un indicador de éxito dentro del juego. La identificación de las causas que condujeron a la evolución del partido y al resultado final resulta muy compleja. A veces, una causa pequeñísima (una decisión arbitral, un cambio) provoca un efecto considerable en el juego; y a veces una causa aparentemente enorme (una expulsión, un gol) no tiene consecuencias perceptibles en el juego.

Otra cuestión que debe ser considerada es que no todos los equipos tienen el mismo modelo de juego y pretenden dominar los mismos aspectos del partido. Para un equipo que actúa a la expectativa puede que sea poco importante la posesión del balón:

118

su rendimiento debe ser juzgado, por ejemplo, por los remates que recibe en su portería, por las situaciones de 1x1 que gana en su propio campo o por la velocidad en la transición defensa/ataque cuando recupera la pelota y realiza un contraataque. Para un equipo que pretende la iniciativa, es posible que la posesión del balón y el número de lanzamientos que realiza sean claves. Esta característica determina que la selección de los indicadores a utilizar para valorar el rendimiento de los equipos deba ser específico e individual para cada equipo. No pueden ser utilizados los mismos indicadores del rendimiento en dos equipos que tienen como objetivo dominar distintos factores del juego según sus características. Resultará necesario entender el modelo de juego de cada equipo y valorar los aspectos dentro del partido que precisa dominar cada conjunto para llevar a cabo el plan de actuación previsto.

Finalmente, el rendimiento en los deportes de equipo y en el fútbol es relativo. El nivel de rendimiento del equipo "A" y del jugador "X" depende del estatus económico, de su nivel de entrenamiento y del estado de forma de sus jugadores y equipo. Pero también depende del estado de forma del equipo "B" y del rendimiento de los jugadores con los que se enfrenta en cada duelo. Por tanto, al analizar el nivel de éxito alcanzado en la competición tendremos presente que el rendimiento:

- es dependiente de la capacidad de cada jugador, de los compañeros del equipo y de los contrincantes;

- está sometido a la valoración propia y de otros miembros del grupo;

- está influido por las condiciones externas.

- no es comparable con cualquier otro rendimiento del equipo o individual que haya sido obtenido en la misma vuelta del campeonato.

El nivel de prestación alcanzado por los deportistas en un partido está determinado por las condiciones precisas que adquiere cada acción de juego de la que son protagonistas. En palabras de Hagedorn (1972, en Bauer y Ueberle, 1988:22)," el rendimiento en los deportes de equipo depende siempre de una situación. Está determinado esencialmente, entre otros, por el rendimiento de la variable perturbadora *contrincante*. Los radios de acción contrarios de ambos rivales son los que crean la situación de rendimiento".

De este modo, la definición del *estado de forma* de un deportista de equipo deber ser observado desde diversas perspectivas Seirullo (1993a, 1993b, 1998):

Desde la perspectiva individual del deportista

Atendiendo a las necesidades individuales, existe un *estado de forma individual* resultado de la constante auto-optimización de todos los sistemas que conforman a la persona en cada momento de su vida deportiva y que se manifiesta en su constante e ininterrumpida mejora de su rendimiento en el seno del equipo.

Desde la perspectiva de los componentes del equipo adversario, oponentes directos o indirectos.

En los deportes de equipo en alto rendimiento se compite al año contra 25 o 30 equipos distintos y son diferentes, entre otras cosas porque los jugadores que los componen son diferentes. La cualificación de cada jugador viene determinada por su nivel de realización en las acciones específicas durante el partido. Para el entrenador es muy importante conocer el nivel que tienen los jugadores del equipo contrario para jugar con ese margen en el diseño temporal de la planificación de su propio equipo.

Desde la perspectiva de sus propios compañeros, el resto de componentes del equipo.

Es fundamental para el entrenador de un deporte de equipo lograr una homogeneidad en el estado de forma actual de todos los componentes de su equipo. Ello permite lograr las interacciones específicas necesarias entre los distintos deportistas que deben realizar y culminar en los sistemas de juego colectivos, ejecutando tareas individuales que exigen un determinado estado de forma. Ese determinado estado puede que no sea el óptimo para todos los individuos, pero sí que tiene que ser el necesario para poder colaborar individualmente en la realización de los sistemas tácticos colectivos

Desde la perspectiva del momento de la temporada que se esté disputando y del tipo de competición que se realice.

En los deportes de equipo, la temporada dura, en la alta competición, entre 9 y 10 meses. En el transcurso de los cuales se desarrollan varias competiciones (liga, copa, torneos,...): En relación a este calendario las necesidades de estados de forma son diferentes, y los marcan los objetivos que tenga el equipo en cada una de las competiciones en que participa.

IV. ALGUNAS ORIENTACIONES PARA EL ANÁLISIS DEL RENDIMIENTO EN EL FÚTBOL. LA DINÁMICA DEL PARTIDO Y EL ESTILO DE JUEGO DE LOS EQUIPOS

La acumulación de investigaciones científicas en los últimos años ha permitido generar conocimiento científico en ciertos aspectos del análisis del rendimiento en el fútbol. Dos reglas básicas han sido aceptadas en el análisis del juego y la evaluación del rendimiento:

El comportamiento estratégico de los jugadores y equipos puede modificarse a lo largo de un partido: debemos analizar las pautas sistemáticas de la actividad de los participantes en episodios similares dentro de un mismo partido o en encuentros diferentes (O´Donoghue y Tenga, 2001; Bloonmfield, Polman y O´Donoghue, 2005; James, Jones y Mellalieu, 2004; Lago y Martín Acero, 2005 y Lago, Martín Acero, Seirul-lo y Álvaro, 2006)

Los equipos tienen diferentes estilos de juego: no se pueden utilizar y cuantificar los mismos indicadores del rendimiento para todos ellos (Hughes y Bartlett, 2002; Lago y Martín Acero, 2005 y Lago, Martín Acero, Seirul-lo y Álvaro, 2006).

Veamos con detenimiento ambas cuestiones. Hasta hace pocos años, uno de los hallazgos más aceptados en la literatura sobre la observación del rendimiento en el fútbol es que la posesión del balón no tenía demasiado que ver con el resultado y/o el rendimiento de los equipos en la competición (Dawson, Dobson y Gerrard, 2000; Hadley, Poitras, Ruggiero y Knowles, 2000; Carmichael, Thomas y Ward, 2001; Gómez y Álvaro, 2002), o su relación era poco clara (Bate, 1988; en James, Jones & Mellalieu, 2004; Hughes y Bartlett, 2002; James, Jones & Mellalieu, 2004). Sin embargo, a mi entender, esta inferencia realizada por los investigadores es deudora de un gran sesgo metodológico.

En la Figura 2, se presenta el perfil del juego del F.C. Barcelona en el partido Deportivo-F.C. Barcelona de la Temporada 2004-2005. A pesar de terminar ganando, el porcentaje de posesión del balón para el F.C. Barcelona fue del 46% y del 54% para el Deportivo. No parece que sea posible vincular positivamente la posesión del balón y el resultado. Sin embargo, si reconocemos la evolución del partido observaremos como desde su inicio hasta el minuto 15 (gol: 0-1) el F.C. Barcelona tuvo la iniciativa en el juego y su posesión alcanzó el 65% en ese intervalo de tiempo. Desde ese momento hasta el final se mantuvo a la expectativa y su posesión fue del 43%. El desarrollo del partido tuvo dos episodios de juego muy diferentes. En el primero, que abarcó desde el inicio del partido hasta el gol, la iniciativa correspondió al F.C. Barcelona, y desde ese momento hasta el final del encuentro fue el Deportivo en el que tuvo la iniciativa. Lógicamente los planes de actuación de los equipos se modificaron y se adaptaron a las exigencias de la competición, cambiando el comportamiento estratégico de los jugadores y equipos.

Puesto que el supuesto de homogeneidad causal[98] (King, Keohane y Verba, 2000) no se satisface –el partido tiene dos episodios diferentes–, si un entrenador o un investigador analizase los datos como si no fuera así su inferencia sobre el efecto de la posesión del balón sobre el rendimiento y el resultado de los equipos en el partido sería equivocada. Cuando se afronta un problema como este, los investigadores deben dividir la muestra en casos o realizar inferencias dentro de cada subconjunto causal o desarrollar un modelo causal más complejo que incorpore las diferencias entre estos subconjuntos.

Figura 2. Perfil del juego para el F.C. Barcelona en el partido Deportivo-F.C. Barcelona de la Temporada 2004-2005

---

[98] Dos unidades son homogéneas cuando resultan iguales excepto en la variable independiente clave, y son heterogéneas cuando son distintas en alguna variable independiente más que la clave. Por tanto, el supuesto de la homogeneidad causal establece que todas las unidades de análisis que tengan el mismo valor en la variable independiente clave tendrán también el mismo valor esperado en la dependiente, puesto que todo lo demás entre ellas es igual (King, Keohane y Verba, (2000).

123

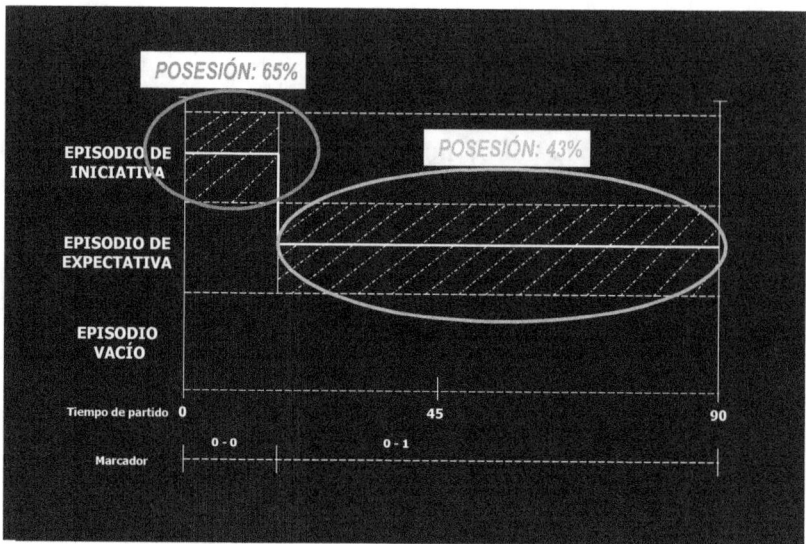

FUENTE: Lago, Martín Acero, Seirul-lo y Álvaro (2006).

A partir de la aceptación de este supuesto metodológico, en el trabajo de Lago, Martín Acero, Seirul-lo y Álvaro (2006) sobre los factores que determinan la posesión del balón del F.C. Barcelona a lo largo de la Liga Española de la Temporada 2004-2005, se incorporó, con el fin de evitar los sesgos metodológicos planteados anteriormente, una variable que recoge la dinámica de la competición y permite identificar momentos del juego en un mismo partido o en distintos encuentros donde el comportamiento estratégico de los jugadores y el equipo sea el mismo o no □homogeneidad de los momentos de la competición□. Los autores desarrollan un modelo casual que permite estimar la posesión del balón esperable para el F.C. Barcelona de forma diferenciada para los episodios de juego en que éste se encuentra con la iniciativa en el juego, a la expectativa o en los momentos vacíos de la competición. El supuesto básico que manejan los autores es que la posesión del balón es un recurso que utilizan los equipos para desarrollar el comportamiento estratégico deseado de acuerdo con

124

las exigencias de cada momento del partido. En la Tabla 9 se presenta el modelo matemático desarrollado en esa investigación. Además de medir el efecto de actuar como local o visitante y el nivel del equipo rival sobre la posesión del balón, los autores justifican en el análisis empírico que tener la iniciativa en el juego incrementaba en 9 puntos porcentuales la posesión del balón del F.C. Barcelona en comparación con los episodios del partido en los que actuaba a la expectativa.

En la Tabla 10 se muestra una simulación de los valores de posesión del balón que cabría esperar en los diferentes episodios del juego (iniciativa/expectativa o vacíos) del F.C. Barcelona a partir de los resultados presentados en la Tabla 9. Como puede apreciarse, la posesión estimada del balón presenta valores muy dispares (hasta un 15%) dependiendo del lugar, de la dinámica del partido y del rival. Así, por ejemplo, en un partido F.C. Barcelona-Albacete (equipo descendido esa temporada), si el F.C. Barcelona tuviese la iniciativa en el juego cabría esperar una posesión del balón del 68,38% del tiempo total jugado en el episodio, frente al 53,74% esperable si actúa como local a la expectativa ante el Real Madrid.

En este mismo sentido, James, Jones y Mellalieu (2004) sugieren que la posesión del balón es mayor para los equipos que terminan ganando, cuando van todavía perdiendo o empatando, que para los perdedores; pero que no hay diferencias cuando los equipos ganadores ya dominan en el marcador. Lago y Martín Acero (2005) estiman a través de un modelo de regresión lineal que cada 10 minutos con el marcador en contra en un partido un equipo incrementa en casi 1 punto porcentual el tiempo de posesión del balón; mientras que cada 10 minutos con el marcador empatado supone sumar para el equipo local 0,45 unidades porcentuales más de dominio del balón. Para Bloomfield, Polman y O´Donoghue

125

(2005) y O'Donoghue y Tenga (2001), los equipos utilizan diferentes estrategias cuando van ganando, perdiendo o empatando reflejando los estilos individuales de entrenamiento, las características de los jugadores y la filosofía de juego

La influencia de la dinámica de los partidos sobre el rendimiento de los equipos también ha sido verificada en la literatura especializada. Lago, Martín Acero y Seirul-lo (2007) evidencian que la dinámica del partido determina de forma diferente la influencia de los factores que dan cuenta del rendimiento del F.C. Barcelona a lo largo de la Liga Española de la Temporada 2004-2005. En la Tabla 11 se presenta el modelo matemático desarrollado en esa investigación. Además de medir el efecto de actuar como local o visitante, la posesión del balón, las llegadas al área y el nivel del equipo rival sobre los lanzamientos recibidos y realizados en el partido, los autores justifican que cuando el F.C. Barcelona tiene la iniciativa en el partido tiene un rendimiento mejor que cuando se encuentra a la expectativa y que las variables que determinan su éxito en el juego no son las mismas. Para Lago, Martín Acero y Seirul-lo (2007), en la observación del juego y en la valoración del rendimiento es preciso reconocer la *homogeneidad causal* (condiciones del partido similares) de los episodios de juego que conforman un partido o en distintos encuentros.

Tabla 9. Determinantes de la posesión del balón del F.C. Barcelona en la Liga Española de Fútbol en la Temporada 2004-2005

Variable Dependiente	Modelo
Local	4,462*
	(1,295)
Episodio del partido::	
- Iniciativa	9,026*
- Vacío	(1,298)

126

	10,085* (2,901)
Rival: - G_{UEFA} - G_{INTERMEDIO} - G_{DESCENSO}	0.011 (1,271) 3,645** (2,019) 5,609* (1,981)
Constante	49,28* (2,409)
R^2	0,46
Número de observaciones	76

FUENTE: Lago, Martín Acero, Seirul-lo y Álvaro (2006). Notas: Aparecen en primer lugar los coeficientes de regresión estimados, seguidos por las desviaciones típicas de los parámetros calculadas a partir de la matriz de varianzas y covarianzas estimada mediante el método de mínimos cuadrados ordinarios (MCO) y los errores robustos. R_2 es el coeficiente de determinación. *p<0,01.**p<0,05.

Tabla 10. Estimación de la posesión de balón prevista para el F.C. Barcelona

Episodios del Partido	Iniciativa	Expectativa	Vacíos
Rival	Local / Visitante	Local / Visitante	Local / Visitante
G_{LIGA} CAMPEONES	62,77 / 58,31	53,74 / 49,28	63,83 / 59,37
G_{UEFA}	62,78 / 58,32	53,75 / 49,29	63,84 / 59,38
G_{INTERMEDIO}	66,42 / 61,96	57,39 / 52,93	67,48 / 63,02
G_{DESCENSO}	68,38 / 63,92	59,35 / 54,89	69,44 / 64,98

FUENTE: Lago, Martín Acero y Seirul-lo (2007). Notas: Aparece en primer lugar la posesión del balón prevista para el F.C. Barcelona como local y después como visitante

En la Tabla 12 se presenta una simulación de los valores del rendimiento (redondeado) que cabría esperar para el F.C. Barcelona en sus enfrentamientos contra el Real Madrid de acuerdo con los resultados del primer modelo matemático anterior. Como puede apreciarse el rendimiento estimado en los episodios de iniciativa para el F.C. Barcelona presenta valores muy dispares dependiendo de los niveles alcanzados en los distintos indicadores del rendimiento. Así, por ejemplo, si el F.C. Barcelona en el partido Real Madrid-F.C. Barcelona tuviese en el episodio de iniciativa un 40% de la posesión y un valor de -10 en las llegadas al área, cabría esperar un rendimiento de -4. Si, por el contrario, en el partido F.C. Barcelona-Real Madrid alcanzase un 80% de la posesión y un valor de 15 en las llegadas al área, se esperaría un rendimiento de 10. Además, comparando las dos simulaciones se puede constatar el efecto de actuar en casa o fuera para los dos equipos. Actuar como local incrementa en 4 puntos el rendimiento.

Tabla 11. Determinantes del rendimiento del F.C. Barcelona en la Liga Española de Fútbol en la Temporada 2004-2005

Variable Dependiente	Modelo 1 (episodios de iniciativa)	Modelo 2 (episodios de expectative)
Local	0,072 (1,188)	3,121* (1,021)
Posesión	0,118** (0,050)	0,086 (0,067)
Llegadas al área	0,216* (0,043)	0,261* (0,043)

G_UEFA	1,441 (1,450)	2,268 (1,538)
G_INTERMEDIO	2,077** (1,167)	2,454** (1,247)
G_DESCENSO	2,996** (1,204)	3,307** (1,284)
Episod. Iniciativa * Posesión	0,007 (0,019)	-
Episod. Iniciativa * Local	4,095** (1,559)	-
Episod. Expectativa * Posesión		-0,001 (0,024)
Episod. Expectativa * Local		-3,401*** (1,838)
Constante	-7,155** (3,234)	-5,389 (3,901)
R^2	0,68	0,64
Número de observaciones	76	76

FUENTE: Lago, Martín Acero y Seirul-lo (2007). Notas: Aparecen en primer lugar los coeficientes de regresión estimados, seguidos por las desviaciones típicas de los parámetros calculadas a partir de la matriz de varianzas y covarianzas estimada mediante el método de mínimos cuadrados ordinarios (MCO) y los errores robustos. R_2 es el coeficiente de determinación. *p<0,01.**p<0,05. ***p<0,10.

A partir de las investigaciones anteriores, es posible modelizar los diferentes escenarios macro (equipo *vs* equipo) que pueden determinar las condiciones del juego para el comportamiento de los equipos y jugadores. Lógicamente, la evolución del marcador o quizás alguna pequeña causa dentro del juego provocará (o no) posteriores evoluciones de las condiciones del partido. En esa imprevisibilidad reside la incertidumbre y la complejidad del juego en los DSEQ. ¿Tendré que llevar la iniciativa en el partido? ¿O la tendrá el equipo rival? ¿Qué comportamientos son los ideales en cada momento? ¿Debemos tener alternativas de actuación en nuestro juego? ¿Cómo saber cuándo cambiar nuestro modelo de juego? Sólo podrá alcanzar la victoria aquel jugador o equipo que logre identificar las estructuras formales del equipo contrario, interpretar las propias de manera adecuada para provocar la evolución del partido hacia episodios del juego deseados en el espacio de duelo más propicio con el grupo de jugadores más pertinente y que sea capaz de transitar rápidamente desde la posición actual colectiva de ataque/defensa, iniciativa/expectativa y/o posesión o no del móvil, e individual hasta aquel nuevo estado espacio-temporal que demande específicamente la fluctuación provocada en el juego.

Tabla 12. Estimación del rendimiento previsto para el F.C. Barcelona (redondeado) en los episodios del juego en que tiene la iniciativa en los partidos F.C. Barcelona-Real Madrid y Real Madrid-F.C. Barcelona

	Posesión a favor 40	50	60	70	80
Llegadas al área -10	0 / -4	1 / -3	2 / -2	3 / -1	4 / 0
-5	1 / -3	2 / -2	3 / -1	4 / 0	5 / 1
0	2 / -2	3 / -1	4 / 0	5 / 1	6 / 2
5	3 / -1	4 / 0	5 / 1	6 / 2	8 / 4
10	4 / 0	5 / 1	6 / 2	7 / 3	9 / 5
15	5 / 1	6 / 2	7 / 3	9 / 5	10 / 6

FUENTE: Lago, Martín Acero y Seirul-lo (2007).
Figura 4. Posibles escenarios macro (equipo *vs* equipo) en un partido de fútbol

	INICIATIVA		EXPECTATIVA		VACÍOS	
	Equipo A	Equipo B	Equipo A	Equipo B	Equipo A	Equipo B
Episodio de Competición 1	X	X				
Episodio de Competición 2	X			X		
Episodio de Competición 3		X	X			
Episodio de Competición 4			X	X		
Episodio de Competición 5					X	X

FUENTE: Elaboración propia.

V. CONCLUSIONES

No se trata en los DSEQ y en el fútbol de encontrar principios absolutos y estables que den cuenta del juego y del rendimiento en competición. La posibilidad de construir conocimiento científico en el entorno de los juegos deportivos colectivos pasa por buscar modelos explicativos aplicables a campos limitados de datos (el comportamiento de un determinado jugador, equipo, partido o campeonato). No existe un modelo único de éxito deportivo (de juego, de entrenamiento) en los DSEQ. Cada juego, cada partido, cada equipo es un fenómeno distinto con elementos parecidos que evoluciona micro y macroscópicamente de forma singular en el espacio y el tiempo. Se trata de encontrar y expresar posibilidades de evolución de un determinado jugador, equipo, partido, campeonato, método de entrenamiento, a partir de ciertas condiciones conocidas (estado de forma, estilo de juego del oponente, claves de nuestro juego…). esto es, que un cierto curso de comportamientos puede ser esperado por parte de los miembros de un equipo o grupo de jugadores bajo ciertas condiciones. Encontrar las restricciones o características del juego bajo las que operan tal o cual comportamiento de los jugadores y equipos supone el reto a superar por parte de los entrenadores e investigadores de los deportes de equipo.

VI. BIBLIOGRAFÍA

Álvaro, J. (2005). El análisis de la competición como instrumento para la toma de decisión de los entrenadores: un estudio de la Liga Española de Fútbol Profesional de Primera División de la Temporada 2003-2004, Tesis Doctoral inédita, Madrid: Universidad Europea de Madrid.

Álvaro, J.; Dorado, A.; González Badillo, JJ.; González, J.L.; Navarro, F.; Molina, JJ.; Portolés, J.; Sánchez, F. (1996). Modelo de análisis de los deportes colectivos basado en el rendimiento en competición, INFOCOES, 7, 21-41.

Atkinson, G., Neville, A. (2001). Selected issues in the design and analysis of sport performance research, *Journal of Sports Science*, 19, 811-827.

Bate, R. (1988). Football chance: tactics and strategy. In Science and Football (edited by T. Reilly, A. Lees, K. Davids and W. Murphy), pp. 293-301. London: E & FN Sport.

Bauer, G.; Ueberle, H. (1988): *Fútbol. Factores de rendimiento, dirección de jugadores y del equipo*, Barcelona: Martínez Roca.

Blommfield, J.R., Polman, R.C.J., O'Donoghue, P.G. (2005), Effects of score-line on team strategies in FA Premier League Soccer, *Journal of Sports Science*, 192-193.

De Rose, D. (2002). Análise estatística de jogos de basquetebol: o factor mando de jogo. *Lecturas: educación física y deportes, Revista Digital,* 49 (http://www.efdeportes.com/efd49/estatis.htm).

Carmichael, F., Thomas, D., Ward, R. (2001). Production and Efficiency in Association Football. *Journal of Sports Economics,* 2 (3), 228-243.

Dawson, P., Dobson, S., Gerrard, B. (2000). Stochastic Frontiers and the Temporal Structure of Managerial Efficiency in English Soccer. *Journal of Sports Economics,* (1) 4, 24-32.

Ensum, R., Pollard., Taylor, S. (2004). Applications of logistic regression to shots at goal in association football: calculation of shots probabilitics quantification of factors and player/team, *Journal of Sports Science,* (22) 6, 504.

Garganta, J. (2000). Análisis del juego del fútbol. El recorrido evolutivo de las concepciones, métodos e instrumentos". *Revista de Entrenamiento Deportivo,* XIV, 2, 6-13.

Gómez López, M., Álvaro, J. (2003). El tiempo de posesión como variable no determinante del resultado en los partidos de fútbol. *El Entrenador Español,* 97, 39-47.

Gréhaigne, J.F.; Mahut, B.; Fernandez, A. (2001). Qualitative observations tools to analyse soccer, *International Journal of Performance Analysis in Sport,* 1, 1, 52-61.

Hadley, L., Poitras, M., Ruggiero, J. Knowles, S (2000). Performance Evaluation of National Football League Teams, *Managerial and Decision Economics,* (21), 4, 45-56.

Hernández Moreno, J. (1994a): *Análisis de las estructuras del juego deportivo. Fundamentos del deporte,* Barcelona: INDE.

Hernández Moreno, J. (1994b): Análisis praxiológico de las estructuras de los deportes, *Revista de Entrenamiento Deportivo,* Tomo IX, 2, 27-33.

Hernández Moreno, J. (1998): Hacia la construcción de un mapa de la acción estratégica motriz en el deporte, *Revista de Entrenamiento Deportivo*, Tomo XII, 1, 5-12.

Hughes, M.D. (1993). Notational Analysis of football. In *Science and Football II* (edited by T. Reilly, J. Clarys and A. Stibbe), pp. 151-159. London: E & FN Spon.

Hughes, M.D. (2003). Notational analysis. In *Science and Soccer* (edited by T. Reilly and M. Williams), pp. 245-264, London: Routledge.

Hughes, M.D.; Bartlett, R. (2002). The use of performance indicators in performance analysis. *Journal of Sports Sciences*, Special Edition, 20, 739-754.

Hughes, M.D.; Dawkins, N., David, R.; Mills, J. (1998). The perturbation effect and goal opportunities in soccer. *Journal of Sports Science*, 16, 20-28.

Hughes, M.D., Evans, S.; Wells, J. (2001). Establishing normative profiles in performance analysis. *International Journal of Performance Analysis of Sports*, 1, 1-25.

Hughes, M.D.; Franks, I. (2005). Analysis of passing sequences, shots and goals in soccer. *Journal of Sports Science*, 23, 509-514.

Hughes, M.D.; Langridge, C.; Dawkin, N. (2001). Perturbation leading to shooting in soccer. In *Notational Analysis of Sport IV* (edited by M.D. Hughes and F. Tavares), pp. 23-32. Portugal: University of Porto.

Hughes, M.D.; Robertson, K., Nicholson, A. (1988). An analysis of 1986 World Cup of Association Football. In *Science and Football* (edited by T. Reilly, A. Lees, K. Davids and W. Murphy), pp. 363-367. London: E & FN Sports.

James, N., Jones, P.D., Mellalieu, S.D. (2004). Possession as a Performance Indicator in Soccer. *International Journal of Performance Analysis in Sport*, 4, 1, 98-102.

James, N.; Mellalieu, S.D.; Holley, C. (2002). Analysis of strategies in soccer as a function of European and domestic competition, *International Journal of Performance Analysis in Sport*, 2, 1, 85-103.

King, G., Keohane, R. O., Verba, S. (2000). *El diseño de la investigación científica. La inferencia científica en los estudios cualitativos*, Madrid: Alianza.

Lago, C. (2005). Ganar o perder en el fútbol de alto nivel. ¿Una cuestión de suerte? *Motricidad. European Journal of Human Movement*, 14, 137-152.

Lago, C. (2006a). El resultado de las selecciones en el Campeonato Mundial de Fútbol de Alemania 2006. La influencia del rendimiento y la suerte, *Revista de Entrenamiento Deportivo*, XX, 3, 19-26.

Lago, C. (2006b). El análisis del rendimiento en los deportes de equipo. Algunas consideraciones metodológicas, Actas del IV Congreso de la Asociación Española de Ciencias del Deporte, A Coruña, 115-120.

Lago, C. (2006c). La influencia de jugar la Liga de Campeones en
el resultado de los equipos en la Liga Española de Fútbol. La importancia
de la densidad competitiva, *Motricidad. European Journal of Human Movement*, 17, 1-14.

Lago, C. (2007). Are winners different from losers? Performance and chance in the FIFA Wold Cup Germany 2006, *International Journal of Performance Analysis in Sports*, en prensa.

Lago, C. (2007c). Tener o no tener la pelota. La influencia de la posesión del balón en el rendimiento de los equipos en el

Campeonato Mundial de Fútbol de Alemania 2006, *Revista de Psicología del Deporte*, en prensa.

Lago, C., Martín Acero, R. (2005). Determinantes en el fútbol de alto rendimiento: el tiempo de posesión del balón (abriendo la caja negra del fútbol), *Revista de Entrenamiento Deportivo*, XIX, 2, 13-19.

Lago, C.; Martín Acero, R. (2007). *Investigating the determinants of the ball in soccer, Journal of Sports Sciences*, en prensa.

Lago, C., Martín Acero, R., Seirul-lo, F., Álvaro, J. (2006). La importancia de la dinámica del juego en la explicación de la posesión del balón en el fútbol. Un análisis empírico del F.C. Barcelona, Revista de Entrenamiento Deportivo, XX., 1, 5-12.

Lago, C., Martín Acero, R., Seirul-lo, F. (2007). El rendimiento en el fútbol. Una modelización de las variables determinantes para el F.C. Barcelona, *Apunts*, en prensa.

Lees, A.; Nolan, L. (1998). Technique análisis in sports: a critical review, *Journal of Sports Scienes*, 16, 813-828.

Lorenzo, A., Gómez, M.A., Sampaio, A.J. (2003): Análisis descriptivo de las posesiones de 24 segundos en baloncesto. *Lecturas: educación física y deportes, Revista Digital*, 67 (http://www.efdeportes.com/efd67/balonc.htm).

Lyons, K. (1997). Lloyd Howell Messersmith: pioneer of notational analysis of performance in sport. In *Notational Analysis of Sport I & II* (edited by M.D. Hughes), pp. 49-57. Cardiff: Universty of Wales j

Martín Acero, R.; Lago, C. (2005). *Deportes de equipo: comprender la complejidad para elevar el rendimiento*, Barcelona: INDE.

McGarry, T., Anderson, D.I., Wallace, S., Hughes, M.D., Franks, I. (2002). Sport competition as a dynamical self-organizing system. *Journal of Sports Science,* 20, 771-781.

McGarry, T., Franks, I. (1994). A stochastic approach to predicting competition squash match-play, *Journal of Sports Science.* 12, 573-584.

McGarry, T., Franks, I. (2003). The science of match analysis, in *Science and Soccer* (eds T. Reilly and M. Williams), Routledge: London, 265-275.

Martín Acero, R; Vittori, C. (1997). Metodología del rendimiento deportivo (I): Sentido, definición y objeto de estudio, *Revista de Entrenamiento Deportivo,* XI, 1, 5-10.

Martín Acero, R. (2004). Planificación y programación en deportes de equipo. Tendencias de práctica e investigación, Valencia: Actas II Congreso de la Asociación Española de Ciencias de Deporte.

McGarry, T., Franks, I. (1994). A stochastic approach to predicting competition squash match-play, *Journal of Sports Science*, 12, 573-584.

McGarry, T., Franks, I. (2003). The science of match analysis. In *Science and Soccer* (edited by T. Reilly and M. Williams), pp. 265-275, London: Routledge.

Neville, A.; Atkinson, G.; Hughes, M., Cooper, S.M. (2002). Statistical methods for analysing discrete and categorical data recorded in performance analysis. *Journal of Sports Science.* 20.829-844.

O´Donoghue, P.G.; Tenga, A. (2001). The effect of store-line on work rate in elite soccer, *Journal of Sports Science,* 19, 25-26.

O´Donoghue, P. (2005). Normative profiles of sports performance, *International Journal of Performance Analysis in Sport*, 5, 1, 104-119.

Pearson, K. (1892). *The grammar of Science,* Londres: J.M. Dent & Sons.

Pettit, A., Huhges, M.D. (2001). Crossing and shooting patterns in the 1986 and 1998 World Cups for soccer. In *Pass.com* (edited by M.D. Hughes and I.M. Franks), pp. 267-276. Cardiff: Centre for Performance Analysis, UWIC.

Pollard, R., Reep, C. (1997). Measuring effectiveness of playing strategies at soccer. *The Statician,* 46, 541-550.

Putman, C.A. (1993). Sequential motions of body segments in striking and throwing skills – description and explanations, *Journal of Biomechanics,* 26, 125-35.

Sampaio, A. J. (1998). Los indicadores estadísticos más determinantes en el resultado de los partidos de básquetbol. *Lecturas: educación física y deportes, Revista Digital,* 11 (http://www.efdeportes.com/efd11/sampe.htm).

Sampaio, A. J, y Janeira, M. (2001) Uma caminada metodológica na rota das estatísticas e da análise do jogo en Basquetebol. *Lecturas: educación física y deportes, Revista Digital,* 39. (http://www.efdeportes.com/efd39/estad.htm).

Seirul-lo, F, (1987). Opción de planificación en los deportes de equipo de largo período de competición, *Revista de Entrenamiento Deportivo,* I, 3, 37-45.

Seirul-lo, F. (1993a): *Planificación del entrenamiento en deportes de equipo,* Master en Alto Redimiento Deportivo: Módulo 2.1.7., Madrid: C.O.E.-Universidad Autónoma de Madrid.

Seirul-lo, F. (1993b): *Preparación física aplicada a los deportes de equipo,* Colección CadernosTécnico-Pedagóxicos do INEF de Galicia, A Coruña: Centro Galego de Documentación e Edicións Deportivas.

Seirulo, F. (1998): Preparación física en deportes de equipo, *Curso de Postgrado en Preparación Física*, A Coruña, no publicado.

Thiess, G. (1994). La necesitá di una teoria de la gara. *SDS, Revista di Cultura Sportiva*. Ano XIII, 30, 13-19.

Trninié, S.; Milanovic, D.; Dizdar, D. (1997) ¿En qué se diferencian los ganadores de los perdedores en baloncesto? *INFOCOES*. II, 1, 56-66.

ANÁLISIS PRAXIOLÓGICO COMPARADO DE LOS JUEGOS Y DEPORTES TRADICIONALES DE LAS ISLAS CANARIAS: UNA ETNOMOTRICIDAD SINGULAR

COMPARED PRAXEOLOGICAL ANALYSIS OF TRADITIONAL GAMES AND SPORTS OF THE CANARY ISLANDS: A UNIQUE ETHNOMOTRICITY

Dr. José Hernández Moreno (*)
Dr. Vicente Navarro Adelantado (**)
Dr. Francisco Jiménez Jiménez (**)
Dr. Ulises Castro Núñez (*)
* Departamento de Educación Física. Universidad de Las Palmas de Gran Canaria
** Departamento de Didáctica de la Expresión Musical, Plástica y Corporal. Universidad de La Laguna

Resumen

Este trabajo, elaborado sobre los juegos y deportes tradicionales de Canarias (juegos aborígenes, juegos motores tradicionales y deportes tradicionales) trata de encontrar, a partir de la comparación de sus rasgos caracterizadores, las claves praxiológicas y socioculturales que permitan entender las semejanzas o diferencias existentes entre los tres grupos estudiados y la interpretación que comporta, y todo ello hecho de manera diacrónica y sincrónica. Se presenta una breve descripción de las diversas prácticas motrices de Canarias de carácter tradicional, se justifica su proceso de catalogación, y finalmente se analizan, de forma comparada, cinco rasgos (interacción motriz, red de comunicación motriz, grado de estandarización del espacio, temporalidad y sistema de tanteo) pertenecientes a un análisis más amplio que se ha desarrollado para la catalogación de estas prácticas.

Palabras clave: Catálogo, Deportes y juegos tradicionales canarios, análisis praxiológico,

Abstract

This research, elaborated on the games and traditional sports of the Canary Islands (aboriginal games, traditional motor games, and traditional sports) tries to find, from a comparison of their characteristics, the sociocultural and praxeology's keys to understand the similarities or differences between the three groups studied and the interpretation that entails and all done in a diachronic and synchronic approach. This study presents a brief description of the various motor practices that are traditional from the Canary Islands, the adjustment of its cataloging process, and finally five features are analyze in a comparative way (motor interaction, motor communication network, degree of standardization of the space, temporality and scoring system) belonging to a broader analysis that has been developed for the documentation of these practices.

Key words: Catalog, Sport and Traditional Games, Canary Islands, Praxiological Analysis.

Introducción

El presente trabajo es un estudio orientado a la construcción de un catálogo de las manifestaciones sociales de carácter motor que vienen denominándose, de forma genérica, *juegos y deportes autóctonos y tradicionales* de Canarias, haciéndolo de tal manera, que sea posible determinar conceptualmente: 1. cuáles serían dichos juegos motores y deportes; 2. qué indicadores de organización serían más apropiada; y 3. cuáles son los rasgos estructurales caracterizadores de su lógica interna que evidencia sus diferencias.

El marco teórico de referencia es el de la Praxiología motriz. Este marco se complementa con otras disciplinas recurrentes al análisis histórico-cultural y catalogador.

Para este trabajo, reconocemos como juego motor a una *"situación motriz, incierta, de carácter lúdico, con acuerdos normas o reglas"* y al deporte como a *"una situación motriz de competición reglada e institucionalizada, por lo general de carácter lúdico"* (Hernández, Castro y Navarro. 2003: 313-315).

La metodología empleada ha sido fundamentalmente la recopilación, estudio y análisis de la mayor parte de la documentación existente sobre los denominados *juegos y deportes autóctonos y tradicionales* de Canarias, especialmente de los reglamentos y manuales técnicos, las normativas legales, los libros, revistas y documentos, particularmente del mundo de los juegos motores tradicionales, describiendo y analizando la estructura de dichas actividades desde una perspectiva fundamentalmente praxiológica.

Como estrategia metodológica para el desarrollo del trabajo, se presenta el problema de la catalogación desde una perspectiva amplia, indicando todo lo que debe tenerse en

143

cuenta, para a partir de ahí delimitar lo que se va a llevar a cabo en este trabajo, estableciéndose las siguientes fases:

1.- Discusión conceptual en torno al problema de partida: la catalogación de las prácticas motrices, denominadas de manera genérica y popular *juegos y deportes autóctonos y tradicionales*. Qué es un catálogo y qué problemas acarrea una catalogación específica. Identificación de las posibles perspectivas teóricas para el análisis de las tareas y situaciones motrices y justificación de la/s que van a ser tomadas como referencia

2.- Desarrollo metodológico: reconocer la situación actual de estas prácticas motrices en cada una de las islas. Empleándose las técnicas que se exponen:

Recopilación de la documentación praxiológica y de organización social y legal que regule la organización y/o prácticas de estas actividades.

Análisis de documentación específica relacionada con el corpus de actividades objeto de estudio.

Elaboración de instrumentos para la recogida y análisis de información so los denominados juegos y deportes autóctonos y tradicionales de Canarias (fichas de catalogación tipo)

LAS PRÁCTICAS MOTRICES TRADICIONALES DE LAS ISLAS CANARIAS

Las prácticas motrices tradicionales que constituyen el objeto de estudio de este trabajo fueron abordadas conceptualmente en la obra anterior de esta colección *Los juegos y deportes tradicionales de Canarias* (Hernández, Castro y Navarro, 2003).

144

Las manifestaciones sociales de la motricidad, que vamos a considerar en este trabajo, son aquellas, que tal como ya hemos dicho reúnen los siguientes requisitos:

Que posean una estructura de juego motor o deporte[99].
Que tengan referencias documentales que acrediten su práctica en Canarias con transmisión intergeneracional.
Que estos juegos motores o deportes tradicionales posean rasgos singulares no globalizados.

El uso de estos criterios estará necesariamente condicionado por la existencia de fuentes documentales que permitan su contraste y comprobación. Este es el caso de las prácticas físicas aborígenes, donde unas, al disponer de acreditación documental acerca de su carácter lúdico forman parte de los denominados juegos aborígenes. Mientras otras, al no disponer de esta acreditación quedan excluidas por el momento. Este es el caso de cinco prácticas aludidas en diversas fuentes clásicas, pero de las cuales carecemos de la precisión necesaria para justificarlas como juego aborigen (Hernández Moreno, Castro y Navarro (2003:69-71); nos referimos en concreto a la carrera, el salto, el nado, y la ascensión de troncos, y salto el pastor. Respecto a la carrera, la referencia de que se dispone corresponde a Espinosa (1594:38), donde menciona una actividad a la que denomina escuetamente *correr*, aunque en un contexto festivo; sin embargo, no podemos valorar, desde el punto de vista motor, cómo se organizaba y en qué consistía esa actividad. En cuanto al salto, que también menciona Espinosa en la misma frase que acabamos de citar para el caso de correr, nos encontramos de nuevo, con el mismo problema de falta de

---

[99] Entendemos por juego motor la definición aportada por Hernández Moreno, Castro Núñez y Navarro Adelantado (2003:315) *"situación motriz incierta de carácter lúdico, con acuerdos, normas o reglas"*, y por deporte la propuesta de los mismos autores (2003: 313)) *"una situación motriz de competición, reglada, e institucionalizada, por lo general de carácter lúdico "*

145

precisión de cómo era motrizmente esa actividad, cuál era el objetivo que se debía a conseguir y con qué estructura se desarrollaba la actividad. Por su parte, la actividad de nado, mencionada en las crónicas Le Canarien (1402: cap. LXVII) y Ovetense (aprox. 1525: cap. 22). La primera, se refieren a nadar como una práctica con sentido funcional; la segunda, la sitúa en un contexto festivo, pero en ninguno de los dos casos se precisa cómo era el desarrollo de la práctica. También Torriani (1590:74), hace mención a que los aborígenes eran *"grandes nadadores"*, con las mismas limitaciones descriptivas señaladas en las referencias anteriores. Otra actividad que puede suscitar confusión es la ascensión de maderos y troncos a los riscos (Navarro, 1994) que hasta donde podemos conocer, hubo de cumplir dos posibles funciones alejadas del contexto lúdico: una vinculada al almacenamiento de utensilios y productos necesarios, y otra relacionada con una posible práctica funeraria de ascensión del cuerpo mirlado[100] y del chajasco[101]. En cuanto a la actividad conocida como salto del pastor, encontramos referencias en Espinosa (1590) y Fructuoso (1590); en el primer caso se alude a la habilidad que mostraban los aborígenes al arrojarse risco abajo con la ayuda de una lanza; y en el segundo, se describe básicamente la técnica que empleaban los aborígenes para sortear desniveles, de estas citas se deduce un carácter funcional y no lúdico de esta práctica.

Por último, el desplazamiento con la ayuda de un palo grande para salvar los desniveles del terreno carece, en las referencias documentales, de la precisión necesaria que permita asegurar el carácter lúdico de esa actividad; las referencias más

---

[100] *Mirlar* era un procedimiento, con varios sistemas dependientes de la clase social, que los aborígenes canarios realizaban para embalsamar el cuerpo del difunto.
[101] El *chajasco* consistía en una parihuela o en un tabla larga cuya función era la de transporte del cuerpo momificado y su posterior depósito, de manera que el cuerpo no tuviera contacto con la tierra.

antiguas conocidas aluden a este tipo de desplazamientos con saltos desde un punto de vista estrictamente funcional (Espinosa, 1594:44). No obstante, en nuestra opinión el sentido lúdico de las prácticas de tipo individual es subsidiario de la atribución que haga el sujeto, independientemente de que este carácter lúdico sea acreditado socialmente. Por consiguiente, esta práctica motriz y las mencionadas anteriormente no van a ser catalogadas dentro del conjunto de juegos aborígenes, al no quedar acreditado suficientemente su carácter lúdico en las referencias documentales

Asimismo, en una amplia catalogación siempre pueden quedar fuera algunas prácticas motrices que, a veces, no son estables en su aparición en las clasificaciones habituales en este campo. En nuestro caso, se muestra cierta discusión acerca de algunas prácticas, como el calabazo, la billarda, el chapulín, y —en opinión de otros— los mismísimos deportes, en general. También puede generar alguna controversia el catalogar como deportes tradicionales aquellas prácticas motrices que han experimentado una reciente deportivización, partiendo de un juego motor tradicional.

Para aclarar esta posible discusión, recurrimos a los requisitos que hemos manejado y que han servido para delimitar el corpus que es objeto de catalogación. Todo ello se enmarca en la decisión de realizar este trabajo solamente para el nivel de adultos, no incluyéndose en este catálogo los juegos infantiles. Según esto, el calabazo es una práctica que podríamos ubicar dentro de las actividades motrices de carácter laboral, recreada para mantener la actividad, pero separada de una tradición lúdica. Digamos, que formaría parte del fenómeno lúdico-deportivo, aunque, estrictamente, no puede ser catalogado como una práctica catalogable entre los deportes y juegos motores tradicionales canarios. Por su parte, *la*

147

billarda en Canarias ha sido un juego infantil y, en su última etapa, un juego de muchachos, pero no de adultos; la confusión aumenta cuando sabemos que existen muchas referencias y vestigios de juegos de este tipo en otros lugares de España y Europa que sí son practicados por adultos. En cuanto a algunos de los deportes más practicados y conocidos, que llevan tres generaciones entre nosotros, como son el fútbol o el baloncesto, no los consideramos en esta obra porque, estructuralmente, no difieren respecto al mismo deporte practicado en otros lugares, por lo que no se adecuan al caso canario, salvo en lo que Parlebas denomina *varianzas interculturales*. Es decir, se reconocen breves matices de concepción o de aplicación en la práctica del deporte, pero no se trata de una práctica diferenciada, estructuralmente. Por ejemplo, el fútbol brasileño se concibe como un juego para virtuosos, de dominio técnico individual, aunque siempre enmarcado en la estructura global que le sustenta y que es compartida con el resto del mundo del fútbol. Siguiendo con el argumento anterior, respecto al problema estructural, igualmente, éste sería el caso del *chapolín*, que mantiene una similitud estructural con el billar americano, a lo que hay que añadir su reducido tiempo de presencia entre nosotros. En a la lucha canaria, la vela latina de botes, la vela latina de barquillos, la bola canaria, la lucha del garrote y el arrastre de ganado, consideramos que el hecho de proceder de unas prácticas motrices de carácter tradicional justifica su consideración como deportes *tradicionales*, a pesar de que su transformación en deporte ha acontecido recientemente, y de que todo proceso de deportivización de una práctica motriz implica la incorporación de nuevos elementos estructurales y funcionales en mayor o menor grado.

Obviamente, esta obra se ha limitado a prácticas lúdicas con situación motriz, lo que deja fuera a un grupo de juegos, tales como los juegos de mesa. Finalmente, otro de los requisitos corresponde a los rasgos de transmisión intergeneracional estable, que hemos barajado en un mínimo de tres generaciones de valor de tradición. No obstante, este trabajo de catalogación representa un camino abierto a la reconsideración y al reconocimiento de que los deportes y los juegos motores tradicionales son elementos dinámicos en un contexto propio de las ciencias sociales.

CRITERIOS HISTÓRICO-CULTURAL, EVOLUTIVO Y PRAXIOLÓGICO PARA EL ANÁLISIS DE LAS PRÁCTICAS OBJETO DE ESTUDIO

Los deportes y juegos motores tradicionales corresponden a un tipo de juegos y deportes que vinculan lo cultural con una práctica motriz; por consiguiente, se concitan unos significados corporales junto a una manera de entender socialmente estas prácticas lúdicas. De modo que podemos afirmar que los deportes y juegos motores tradicionales pertenecen a un grupo específico de prácticas lúdicas y deportivas que se separan del resto de ellas. No obstante, he aquí el primer problema: cómo algunos de estos deportes se desligan cada vez más de su tradición cultural originaria para mostrarse, también cada vez más, como deportes modernos convencionales. Por eso es tan importante para una clasificación advertir de la consideración de lo simbólico, porque muchos juegos motores o deportes tradicionales, que han cambiado empujados por un confuso modernismo deportivo, no varían entre sí sino sólo en el valor simbólico que se le atribuye.

Por su parte, la elección del criterio bajo el que se construirá la clasificación no es un asunto menor, porque en el criterio elegido residirá la validez o invalidez de lo que se clasifica. La confusión de mezclar criterios no parece conveniente; sin embargo, en algún caso esto es necesario, por una razón de

149

proceso de cambio cultural, tal y como, a nuestro juicio, ocurre con los deportes y juegos motores tradicionales canarios. En este caso, la clasificación reclama dos criterios igualmente válidos, ya que la cultura aborigen canaria poseyó unos juegos con sus características culturales bien delimitadas y separadas de otro grupo de juegos motores y deportes, también con sus características limitadas con precisión y alejamiento cultural. De ahí que las actividades motrices de los aborígenes canarios, que han evolucionado hacia formas deportivas modernas, en las que la institucionalización y el reglamento son rasgos sustantivos, deban ser conceptualizadas y catalogadas como dos realidades relacionadas pero diferentes, con elementos comunes, aunque claramente diferenciados; en este caso, estarían: la *lucha canaria y lucha del garrote*. De ahí que hablar de la existencia de deporte aborigen resulte una imprecisión conceptual y una contradicción, dado el significado actual del concepto de *deporte*, donde los modelos de práctica tienden a la homogeneización. Sin embargo, sí que se puede afirmar que estos deportes anteriores tienen su origen en juegos motores aborígenes. Entonces, ¿cómo armonizar esta realidad en una clasificación que necesita la validez de un criterio cultural?

Somos contrarios al reduccionismo que supone la consideración de juegos y deportes 'autóctonos', tomando, así como eje el criterio de autoctonía (Hernández Moreno, Castro y Navarro, 2003). La razón es que solamente, y con reparos propios de su procedencia étnica, la cultura aborigen podría ser considerada como autóctona. Ninguna teoría cultural ampara la consideración de la autoctonía como criterio válido, a partir de la confluencia de otras culturas en el territorio insular canario.

El mundo de los juegos y deportes tradicionales ha pasado por unas décadas en las que ha predominado más la diferencia respecto a otros juegos que lo que culturalmente se compartía con ellos, en la que el juego tradicional no se situaba en el análisis de la cultura, sino más bien en una visión localista de las prácticas tradicionales. Éste ha sido el camino que marcaron muchas de las afirmaciones de libros y documentos sobre este tipo de juegos y deportes, pero, en la actualidad, parece que el rigor se ha extendido entre los estudiosos de estas actividades y el concepto *tradicional* se ha ampliado para cubrir un vacío de otros conceptos que dejaban el problema a medio definir, como *vernáculo* o *popular*. Resulta curioso que 'autóctono' sea un término en desuso, cuando aspiró precisamente a ocupar todo el espectro de juegos[102]. La solución de la precisión exige que se trate de *autóctono* a un juego en exclusiva y no extensivamente, que induce inevitablemente a error cultural.

La comprensión de la complejidad del proceso de cambio cultural que han sufrido los deportes y juegos motores tradicionales canarios queda patente en el siguiente esquema, en el que se muestran estos procesos, los juegos motores desaparecidos, los juegos motores y su momento de aparición, y los juegos motores que son conceptualmente deportes.

---

[102] En cambio, juego o deporte 'autóctono' es comúnmente empleado por las personas no eruditas sin mayor intención, pero sin conocer cuál es su significado concreto en el campo de la antropología cultural.

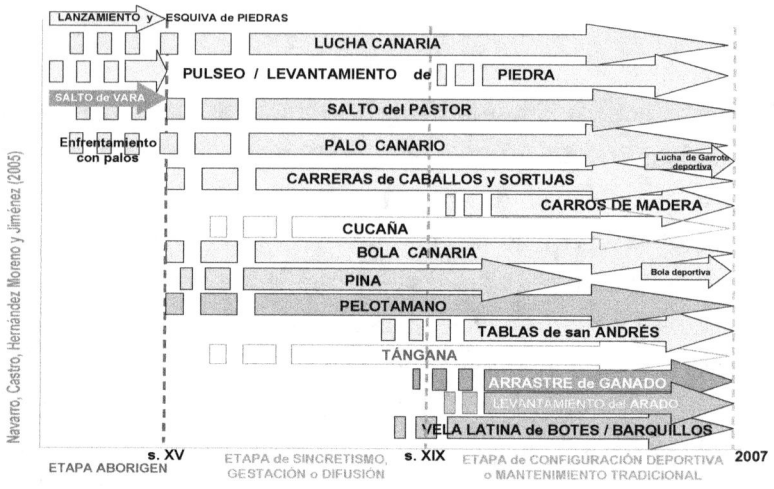

Fig. 1. Realidad histórico-cultural de los deportes y juegos motores tradicionales canarios

Es posible que con el paso del tiempo y la evolución que se pueda producir en estas prácticas, como en otras no incluidas en este momento hagan necesario la modificación del presente catálogo, bien para incluir alguna otra o bien por que sea deba excluir alguna de las incluidas ahora.

SINÓPSIS EXPLICATIVA DE ALGUNAS CARACTERÍSTICAS ESTRUCTURALES DE LOS DEPORTES Y JUEGOS TRADICIONAES DE LAS ISLAS CANARIAS

Con la finalidad de que este trabajo pueda ser comprendido en toda su amplitud exponemos a continuación los rasgos estructurales configuradores de la lógica interna de los juegos y deportes que son objeto de estudio en el mismo, divididos en tres grupos: juegos aborígenes (jab), juegos tradicionales (jtr) y deportes (det)

JUEGOS ABORIGENES

152

ENFRENTAMIENTO CON PALOS:

El empleo de un palo con función bélica o de implemento cotidiano está documentado ampliamente en los cronistas, viajeros e historiadores de Canarias. El empleo lúdico ya aparece en Cedeño (copia del siglo XVII), si admitimos esta fuente como segura, y constituye una hipótesis muy sólida el episodio ritualizado de juego que narra Torriani (1590) con uso de un palo por parte de cada contendiente. Por consiguiente, se trata de una actividad lúdica ya en la cultura aborigen.

"El día que celebraban la boda, (...), la llevaba a su casa la mujer i hacían grandes comidas y juegos: (...); hacían un general torneo de palillos o varillas pintadas de colorado con sangre de drago (...)" (Antonio Cedeño, 1487)

"Cuando dos canarios se desafiaban a duelo, iban al lugar señalado para ello, que era una plazoleta alta, que en cada extremo tenía una piedra llana, grande tan solo cuanto podía mantenerse encima de ella un hombre de pie. Primeramente, cada uno de ellos se ponía de pie encima de su piedra, (...) con el bastón llamado magodo o amodeghe (...). Después bajaban en tierra y se enfrentaban con los magodos, esgrimiendo y buscando cada uno su ventaja (...)" (Torriani, 1590)

Espacio: El espacio vendría determinado por las características de la actividad y las dimensiones del implemento, y comprendería el uso del espacio generado por los mismos movimientos de los contendientes. Lo que parece evidente es que el enfrentamiento lúdico con palos se desarrollaría en un espacio público.

Material: Se utilizaba un palo de características variables. Es seguro que los palos con los que se enfrentaban serían de características semejantes. La narración de Cedeño alude a un *"general torneo con unos palillos o varillas pintadas de*

153

colorado con sangre de drago", lo que le confiere al material un valor simbólico significativo.

Desarrollo del juego: El juego consistiría en enfrentarse a otro jugador, en un espacio más o menos acondicionado, esgrimiendo con el palo y adquiriendo cada cual su ventaja.

LANZAMIENTO Y ESQUIVA DE PIEDRAS

El lanzamiento y esquiva de piedras era un juego aborigen que cuenta con varias referencias acerca de su práctica en las Islas desde la llegada de los primeros europeos. Estaba estrechamente ligado a una actividad funcional de carácter bélico. "*Cuando dos canarios se desafiaban a duelo, iban al lugar señalado para ello, que era una plazoleta alta, que en cada extremo tenía una piedra llana, grande tan solo cuanto podía mantenerse encima de ella un hombre de pie. Primeramente, cada uno de ellos se ponía de pie encima de su piedra, con tres piedras en la mano, para tirárselas, (...). Primeramente, se tiraban las piedras que hurtaban con destreza meneando el cuerpo sin mover los pies. (...)*" (Torriani, 1590)

"*Eran los gomeros gentes de mediana estatura, animosos, ligeros y diestros en ofender y defenderse, grandes tiradores de piedra (...). Acostumbraban los naturales de esta isla para hacer diestros y ligeros sus hijos, ponerse los padres a una parte, y con pelotas de barro les tiraban, porque se guardasen; y como iban creciendo, les tiraban piedras y después varas botas después con puntas; y así los hacían diestros en guardarse, hurtando el cuerpo. Y éranlo tanto que en el aire tomaban las piedras y dardos y las flechas que les tiraban, con las manos*" (Abreu y Galindo, 1602)

Espacio: Desde un punto de vista práctico, la distancia entre los jugadores debería corresponder a una distancia media que mantenga la incertidumbre, para lo cual tendría que adecuarse la relación entre la fuerza y precisión del lanzador respecto a la habilidad en la esquiva, lo que, a nuestro juicio, correspondería a una distancia entre 10 y 12 pasos. Recuérdese que la narración de Nebrija, que

cita Abreu (1602; edición de Goya de 1977, p. 177)

Material: Bolas de barro (en la fase de aprendizaje), piedras y varas (con y sin punta).

Desarrollo del juego: El juego del lanzamiento y esquiva de piedras consistía en que una persona lanzara, desde una determinada distancia, una piedra sobre el cuerpo de otra persona que trata de evitar, mediante la esquiva, ser alcanzado. Algunas referencias documentales, mencionan que existieron jugadores que además de esquivar las piedras o las varas que les lanzaban, eran capaces de cogerlas con la mano en el aire.

LUCHA

La lucha era una práctica lúdica bien documentada en los cronistas, historiadores y viajeros de Canarias [Alvar García de Santa María (1420), Espinosa (1594), Scory (1590), Abreu (1602), Viera y Clavijo (1776)]. Su mención es segura en las fiestas, lo cual indica el contexto de entretenimiento compartido por la comunidad que la celebra y su evidente valor lúdico.

"que eran cristianos y el uno gran luchador; maguer que era de quarenta años no había en la corte quien luchase con él." (Alvar García de Santa María, 1420)
"Habrá luchas, y el luchador que venciera a tres, dando a cada uno dos idas sin recibir ninguna, ganará dos varas de la

misma seda. El día del Corpus se duplicarán los festejos" (1527, cfr. Viera y Clavijo, 1776)

Espacio: El espacio empleado para la lucha hubo de venir determinado por los espacios públicos donde se realizasen las fiestas y, en los casos de los enfrentamientos lúdicos fuera de ese contexto festivo, vendría determinado por las características de la actividad: un espacio libre de obstáculos y con unas dimensiones mínimas para luchar. El espacio público permitiría el procedimiento de desafío, tal y como sabemos que se realizaba en las fiestas (Abreu).

Material: Las luchas se desarrollan técnicamente según el tipo de agarre, y las dos referencias para la construcción de mañas en la lucha aborigen serían el *tamarco* o el cuerpo desnudo; con grasa untada o no.

Desarrollo del juego: La lucha, en la etapa prehispánica, tuvo más de una forma de enfrentamiento. En cualquier caso, se trataba de una lucha por parejas, basada en presa o en agarre, y con acciones de desequilibrio y derribo; particularmente, un tipo de lucha se realizaba de manera integrada y consecutiva con otros artefactos (Torriani, Abreu). Desconocemos cómo era el sistema de ganancia o puntuación, que pudo ser a un enfrentamiento, o según un sistema incipiente de equipo al aplicar el mecanismo del desafío.

LEVANTAMIENTO DE PIEDRA

El levantamiento de piedra es un juego aborigen documentado ya en las Islas a la llegada de los europeos. Se trata de una práctica mediante la cual los aborígenes medían su fuerza.

"Eran hombres de tanta fuerza y ligereza, que se cuentan algunas cosas de ellos casi increíbles. Una piedra guijarro está en esta isla, en el término de Arico, maciza, mayor que una grande perulera, la cual vide yo y es común plática entre los naturales que con aquella piedra iban sus antepasados a probar sus fuerzas, y que la levantaban con las manos y la echaban sobre la cabeza a las espaldas con facilidad; y ahora no hay hombre por membrudo que sea, que la pueda levantar, ni dar viento." (Espinosa, 1594)

Espacio: El espacio ha venido determinado por el lugar en el que ubicaba la piedra.

Material: Una piedra en su estado natural con diferentes formas, dimensiones y pesos.

Desarrollo del juego: El levantamiento de piedra debió consistir en levantar una piedra a la mayor altura posible, tal y como se encuentra en su estado natural.

SALTO DE VARA

El salto de vara era un juego de la cultura aborigen, acerca del que apenas hay referencia y la única conocida no permite pensar que se trate de una práctica lúdica.

"Eran muy ligeros en saltar, y era su principal ejercicio. Tomaban dos hombres una vara larga, uno por un cabo y otro por el otro cabo, y alzaban los brazos con la vara, lo más alto que podían; y el que lo saltaba lo tenían por más ligero. Y así ponían dos y tres en hilera, y había hombre que los saltaba en tres saltos, sin parar" (Abreu y Galindo, 1602)

Espacio: El espacio vendría determinado por las características de la actividad; por ello, es preciso un espacio de carrera previa al salto, probablemente una adaptación del espacio de batida (véanse otras prácticas semejantes de otras culturas), y un espacio de recuperación para la caída.

Material: Se utilizaba una vara de características desconocidas, aunque debería medir, al menos, 150 cm., que sería la longitud que permitiría un espacio libre de un poco más de un metro para el paso del saltador y unos centímetros más para el agarre de las personas que alzaban la vara. Muy posiblemente, la vara sobre la que saltaba correspondería con la que se utilizaba para (la práctica de labores) en la vida cotidiana.

Desarrollo del juego: El juego consistía en saltar una vara que era sujetada por dos hombres, alzando los brazos lo más alto posible. Acerca del modelo técnico usado por los aborígenes para el salto, no existen referencias que lo describan.

JUEGOS TRADICIONALES

BOLA

El juego de la bola debió llegar a las Islas Canarias con los primeros colonizadores, existiendo ejemplos anteriores en culturas como la egipcia, griega y romana.

La primera referencia que se tiene de su práctica es un Acuerdo del Cabildo de Tenerife: *"E luego se platicó que en el juego de la bola van a jugar muchas personas con armas, lo cual es causa que ayan escándalos, e por los escusar ordena e mandan que agora ni de aquí adelante ninguna persona de qualquier estado e condición que sea no sea osado de llevar armas al dicho juego de la bola, so pena de las aver perdido e pierdan las dichas armas, e se aplican para el alguacil que con ellas le hallare en el dicho juego de la bola, quier esté jugando,* *quier mirando jugar o en otra qualquier manera, e que fuese apregonado públicamente".(Acuerdos del Cabildo de Tenerife. Ordenança en el juego de la bola no tengan armas ningunas, 19 de abril de 1539)

Espacio: Tradicionalmente los campos de bola no tienen límites, siendo suficiente que fuera más o menos llano y limpio; pudiéndose jugar por todo el terreno. En ocasiones se acotaba, principalmente los fondos, para evitar tener que ir a buscar las bolas lejos y controlar la ventaja de algún jugador en los tiros largos.

En la actualidad, y por mimetismo con la bola canaria deportivizada, el campo suele estar acotado con unas dimensiones variables.

Material: *Las bolas* son de madera, aunque en ocasiones también se utilizan las bolas de pasta (bola canaria).

Las bolas de madera son de dos tipos, unas grandes para "brochar" o "abrochar" y otras pequeñas para el "arrime". Las bolas de cada equipo se diferencian con pequeñas incisiones o clavándoles una chincheta. Las bolas se hacen de maderas duras como moral, palo blanco o eucalipto. También se han utilizado bolas de piedra. El *boliche* o *mingue* es la bolita-diana, de madera, acero o pasta.

Desarrollo práctico del juego: La Bola es un juego motor de lanzamiento de precisión, perteneciente a la familia de las bolas, que, consiste en lanzar un determinado número de bolas en dirección a otra bolita denominada boliche, miche o mingue, con la intención de colocar lo más cerca posible, del referido mingue, el mayor número de las bolas del equipo propio que se pueda, alejando las del equipo adversario. Su *objetivo motor puntuable*, es, por tanto, efectuar traslaciones, con el *subobjetivo* de efectuar acciones de precisión, al intentar situar

159

el mayor número posible de bolas propias más cerca del mingue que las del contrario.

Los *participantes* son 2 equipos de 2 ó 3 jugadores, siendo posible también que se juegue 1 x 1 ó 4 x 4. Cada jugador dispone de 3 bolas. En ocasiones, cuando los juegos de bolas eran de 12 unidades, se podía jugar con dos bolas cada jugador. Intervienen tanto hombre como mujeres, éstas últimas se han incorporado de forman significativa en los últimos años. Las principales *técnicas o gestualidades* son: lanzar, arrimar y bochar; pudiendo ser de arrastre o de salto. *La red de marca,* o manera de puntuar, se da como consecuencia de tener una o más bolas propias; de un mismo equipo, más cerca del boliche que las del equipo contrario. Se obtiene un punto por cada bola propia situada más cerca del boliche.

El desarrollo de la partida consiste en sumar puntos, que estarán definidos en función del número de bolas más próximas al boliche, que da lugar a una *red de resultados* a puntuación límite de 12, 15, 18 ó 24 puntos, siendo lo habitual jugar a 12 puntos. Cuando un equipo pierde, sale, y entra el denominado *fresco*

CARRERA DE CABALLOS

Las carreras de caballos son incorporaciones peninsulares, pues el caballo no existía en las Islas antes de la llegada de los europeos. La carrera de caballos más antigua que se conoce corresponde a 1527 con motivo de una fiesta organizada en La Laguna por el nacimiento de Felipe II:

"Habrá un palenque en la plaza de San Miguel de los Ángeles, donde se han de sentar el Adelantado, el regimiento y caballeros. Correrá parejas la nobleza, y para socorrer se

pondrán trece varas de raso o de damasco, repartidas por el orden siguiente: el primer caballo que llegare al pario, ganará seis varas; el segundo, cuatro; el tercero, tres; y todos habrán de correr en caballos y no en yeguas, empezando desde el Camino de San Lázaro hasta dicha plaza". (Viera y Clavijo, 1776)

Espacio: Las carreras de caballos se desarrollan en un recorrido que oscila entre los dos y tres kilómetros. Suelen realizarse por las afueras de las poblaciones y terminando en la calle principal o plaza. En algunos casos, se prefiere el terreno con inclinación, corriéndose hacia arriba.

Material: La silla y la brida. Tradicionalmente, la carrera de caballos se corría a pelo, sin silla.

Desarrollo práctico del juego: La carrera de caballos es un juego motor de oposición que consiste en recorrer un espacio que oscila entre dos y tres kilómetros en menos tiempo que el adversario, por terreno diverso (caminos de tierra, vías asfaltadas) y en los alrededores de alguna localidad y la llegada suele encontrarse en la calle principal o la plaza, y normalmente se realiza en pendiente cuesta arriba. El jinete utiliza las gestualidades propias de la actividad en función de las estrategias que selecciona en cada momento. Los enfrentamientos se realizan de un jinete y su caballo contra otro.

Predomina la resistencia frente a la velocidad que posea el caballo.

Habitualmente participan en las carreras sólo dos caballos, en el caso que su número fuera superior, se establece un sistema de eliminatorias para establecer el vencedor, manteniendo siempre la estructura de enfrentamiento de uno contra uno.

CARRERA DE SORTIJAS O CINTAS

Esta prueba hípica fue traída al Archipiélago por los colonizadores europeos. La primera referencia conocida se refiere a las fiestas celebradas en La Laguna (Tenerife) para exaltar el nacimiento de Felipe II, en 1527.

"(...). Se correrá sortija y habrá doce varas de damasco o raso, para que cada caballero gane media, con tal que saque la sortija dentro de la lanza a vista de los diputados. (...)" (Viera y Clavijo, 1776)

Espacio: Las carreras de sortijas se desarrollan en un espacio llano y libre de obstáculos en el que se ubica una especie de pórtico del que cuelgan las cintas; siendo necesaria la existencia de un espacio anterior y posterior que permita el galope del caballo previo al intento de ensartar la sortija y posterior frenado y vuelta al punto de partida

Material: En la carrera de sortijas y cintas se utilizan dos postes verticales y, sobre ellos, uno horizontal, a una altura de 2,5 a 3 metros; en éste último que se colocan una serie de carretes en cada uno de los cuales se encuentra enrollada una cinta en cuyo extremo se localiza una sortija o anilla. El jinete porta un palito de unos 20 cm. que usará para intentar ensartar la sortija, así como arrastrar la cinta en su movimiento.

Desarrollo práctico del juego: La carrera de sortijas es un juego psicomotor en el que, montado sobre un caballo a galope, el jinete trata de ensartar una de las sortijas o anillas unida al extremo de una cinta que se encuentra enrollada en cada uno de los carretes colocados a unos 2,5-3 m. pasando bajo una estructura compuesta por dos postes verticales que sostienen un poste horizontal. El jinete va provisto de un palito de unos 20 cm. para realizar esta acción. La acción para ser válida debe hacerse según la descripción realizada, siendo anulada si se pincha la cinta o se coge con la mano. Se realizan turnos de jinetes, efectuando varias series de acciones bajo el poste con las sortijas. Gana el jinete que mayor número de cintas consigue. Esta práctica se realiza también con burro, bicicleta y moto.

CARROS DE MADERA

Esta actividad lúdica tiene su origen en el aprovechamiento de la pendiente de los caminos para la carga y transporte de mercancías mediante la utilización de un pequeño vehículo de tracción humana y, en contadas ocasiones, con tracción animal, en la fase de subida. La fase de descenso permite llevar la carga y al conductor hasta cotas más bajas sin necesidad de esfuerzo alguno. La necesidad de contar con recorridos adecuados permite pensar que hasta el siglo XIX su utilización debió ser muy limitada.

"Va introduciéndose entre cierta clase de chicos, la costumbre de correr por las aceras en carretones que hacen a propósito, ocasionando con esto atropellos frecuentes, y no solo esto, sino que además de descomponer los embaldosados, molestan demasiado a los enfermos, ya con el ruido estridente que produce el carro, ya con la gritería insoportable que hacen. Si los padres de semejantes hordas de granujas los abandonan a sí mismos, importándoles muy poco que se inutilicen un brazo, una pierna o que se desnuquen (...)". (Eco del Comercio -Santa Cruz de Tenerife-, 19 de noviembre de 1864).

Las primeras carreras organizadas se realizan en Tacoronte (Tenerife) en torno a 1930.

163

Espacio: La realización de la actividad precisa de caminos perfectamente trazados y con ciertas cualidades de conservación que faciliten la maniobrabilidad del carro de madera; y con la pendiente necesaria para que el vehículo se desplace aprovechando la inclinación del terreno y su peso.

Material: El *carro de madera*, consta de un cuerpo longitudinal, denominado en ocasiones *timón*, al que se le une por uno de sus extremos un eje fijo que constituirá el tren trasero, y por el otro, un eje de dirección, dando lugar a un vehículo de cuatro ruedas de madera maciza (excepcionalmente de tres). Sobre el cuerpo principal se coloca la zona de carga o *caja*. Existen diversos sistemas de volante y de timón, que suelen combinar la acción directa de los pies sobre el tren móvil; aunque el sistema más utilizado es el constituido por unas riendas que además cumplen la función de permitir tirar del carro en las subidas. Existen diversos sistemas de frenado

Desarrollo práctico del juego: Los carros de madera es un juego psicomotor o de cooperación, según participen uno o dos jugadores, consistente en realizar, montados sobre un carro de madera, un recorrido con una significativa pendiente por la que se desciende, tratando de realizarlo en el menor tiempo posible. Las gestualidades y estrategias vienen condicionadas por necesidad de mantener la estabilidad del carro sin menoscabo de la velocidad del vehículo y adaptándose a las condiciones del terreno. El carro vencedor es el que invierte menos tiempo que el resto de los participantes en realizar el recorrido. Existen dos modalidades: los carros tradicionales de madera y los carros "preparados".

CUCAÑA

Esta actividad lúdica debió llegar a Canarias con los primeros colonizadores debido a que esa época coincide con la de su práctica en las áreas de origen.

"Día 1 [de mayo]. A las cinco de la tarde, cucañas marítimas, y regatas de botes con varios premios, durante cuyos juegos habrá música en el muelle de esta ciudad [Las Palmas de Gran Canaria]" (La Prensa, 25 de abril de 1876)

"A los habitantes de Santa Cruz de Tenerife. (…) A las cuatro, en la plaza de San Francisco, cucañas en cuyo extremo se hallará el correspondiente premio en metálico" (Fiesta para celebrar la victoria de los partidarios de Alfonso XII, 23 de abril de 1876)

Espacio: El espacio viene condicionado por las características de la actividad. Así, la cucaña horizontal o marítima precisa de su ejecución en puertos o zonas junto a la costa que reduzca las posibilidades de accidente de los participantes al caer; la cucaña vertical sólo requiere de un lugar amplio y libre de obstáculos que permita hincarla en el suelo, normalmente un espacio público como la plaza.

Material: Un tronco largo untado con una sustancia resbaladiza, grasa normalmente, que se clava en la tierra (cucaña vertical) o se sujeta con pesos o anclajes (cucaña horizontal). En el extremo opuesto se sitúa el premio (bandera, trozo de tela,…). El palo tiene que ser lo suficientemente largo como para que dificulte la tarea.

Desarrollo práctico del juego: La cucaña es un juego psicomotor que consiste en desplazarse, mediante trepa (cucaña vertical) o marcha-carrera (cucaña horizontal), sobre un palo o tronco sujeto vertical u horizontalmente, según el caso; hasta el extremo en el que se sitúa un premio que debe ser conseguido por los participantes. La superficie de desplazamiento se encuentra recubierta de sustancia resbaladiza que dificulta la acción.

LEVANTAMIENTO DEL ARADO

El origen se relaciona con la necesidad del ser humano de medir su fuerza, utilizando para ello los materiales que se encuentran en su entorno, y con la importancia de la fuerza física en el medio rural.

El levantamiento del arado tal y como lo conocemos en la actualidad debe su sistematización y difusión al luchador Francisco Rodríguez Franco (El Faro de Maspalomas) quien observó esta demostración de fuerza de Matías Hernández, un agricultor de Telde, sobre los comienzos del siglo XX.

"[Los orígenes] cronológicamente nos situaríamos a principios del s. XX, en la ciudad de Telde; el arado no sólo sería una necesidad productiva sino un complemento en los momentos de ocio". (Betancor, M.A 1990).

Espacio: Se emplea un espacio amplio y llano en el que se pueda desenvolverse el levantador con el arado (terrero de lucha, plaza, etc.)

Material: Un arado de unos 4,0 a 4,75 m, así como los otros accesorios utilizados en la arada, tales como: *yugo, frontiles y guijada.*

Desarrollo práctico del juego: El juego consiste en trasladar el arado (junto a los accesorios de la arada) desde el suelo hasta la vertical, agarrándolo por el extremo contrario a la reja; manteniéndolo en equilibrio en esa posición, para seguidamente bajarlo de forma controlada hasta la horizontal, donde se realizará un giro de 360° antes de depositarlo en el suelo.

LEVANTAMIENTO Y PULSEO DE PIEDRA

El levantamiento y pulseo de piedra es un juego de origen aborigen que se desarrolló con posterioridad a la conquista hasta nuestros días; principalmente entre los habitantes del medio rural y personas vinculadas a actividades laborales donde las piedras están presentes. También debemos señalar la faceta vinculada al ocio, el entrenamiento o simplemente pasar el rato, sin dejar de lado la rivalidad, la pugna o la manifestación de virilidad.

"Y es que esto se movía porque decían que uno la levantaba hasta la rodilla, y otro hasta el pecho, y así decían" (Alfonso Morales, 1994)

Espacio: El espacio ha venido determinado por el lugar en el que ubicaba la piedra, normalmente llano y limpio y en un lugar accesible.

Material: Tanto para el levantamiento como para el pulseo, se utiliza una piedra en su estado natural. En el caso del pulseo, y por características de la técnica, el peso de la piedra es menor. La dificultad en la ejecución vendrá condicionada por la forma, dimensiones y peso de la piedra.

Desarrollo práctico del juego: El levantamiento y pulseo de piedra es un juego de carácter psicomotor que consiste en levantar una piedra a la mayor altura posible, tal y como se encuentra en su estado natural. Las gestualidades que realiza el levantador vienen condicionadas por las características de la piedra y la tradición. Por ello, existen dos gestualidades básicas:

167

el levantamiento, consistente en levantarla con los apoyos sobre el cuerpo que sean necesarios; y el pulseo, que se fundamenta, de forma habitual, en elevar la piedra lo máximo posible sin que ésta toque ninguna parte del cuerpo. Puede realizarse en uno o dos tiempos. El vencedor será aquél que consigue levantarla, quién la levante más alto o quién la pulsee el mayor número de forma continuada.

PALO CANARIO

El palo canario es una evolución del enfrentamiento con palos de los aborígenes canarios. Existen referencias explícitas (Diston, 1829; Carballo, 1862; Pérez Armas, 1900) de la continuidad de la práctica en las áreas rurales hasta la actualidad en la que se han ido constituyendo diversas formas de institucionalización entre las que se incluyen asociaciones, agrupaciones, colectivos; y especialmente la Federación del Juego del Palo Canario, creada el 24 de septiembre de 1997.

"Su arma favorita es el palo largo o garrote, muy corriente en la isla. Lo usan con gran entusiasmo, cogido por el centro con ambas manos dando golpes o protegiéndose con gran destreza y fuerza" (Diston, 1829)

Espacio: El espacio viene determinado por las características de la actividad y las dimensiones de los implementos utilizados en cada uno de los casos, y comprendería el espacio generado por los desplazamientos de los contendientes.
Este espacio suele ser llano y libre de obstáculos que condicionen la atención de los jugadores.

Material: El implemento, que es de madera resistente, puede clasificarse en tres tipos en función su tamaño: el *palo grande*, *garrote* o *lata*, cuyas dimensiones oscilan entre la barbilla del jugador y una cuarta por encima de la cabeza, con un grosor uniforme de un extremo al otro; el *palo medio* o vara, con un tamaño que no excede la altura de la barbilla del jugador, ni queda por debajo de su cintura, frecuentemente hasta la altura del corazón, observándose una diferenciación clara y progresiva entre sus extremos; y el *palo chico* o macana, cuyas dimensiones son siempre inferiores a la cintura del usuario, con un grosor y forma variables. Las maderas más utilizadas son: acebuche, *membrillero*, *afollado*, palo blanco, *acebiño*, *mocanera*, etc.

Desarrollo del juego: El palo canario es un juego de oposición que consiste en combatir cuerpo a cuerpo con un implemento y evitarlo, tratando de "*golpear*" al adversario y no ser "*golpeado*". La práctica se realiza en un espacio suficientemente amplio y libre para permitir el desplazamiento de jugadores e implementos durante el desarrollo del juego. La distancia de enfrentamiento y el agarre de los palos es variable y condicionado por su tamaño y las estrategias empleada por los jugadores. Las gestualidades, determinadas por la morfología y el agarre del palo, prioritariamente utilizadas persiguen golpear, enganchar o clavar el palo, o derribar al adversario; así como las posibles respuestas defensivas ante estas acciones. No existe competición.

PELOTAMANO

La *pelotamano* es un juego difundido de las culturas europeas, que entró a Canarias de la mano de los primeros pobladores normandos o a través de la llegada de los españoles; lo que implica que se asentó en las islas a partir de los siglos XV y XVI.

La primera noticia sobre la práctica del juego de la pelota en Canarias data de 1616, y hace mención a la venta de unas casas en Teguise (Lanzarote) pertenecientes al juego de la pelota (Hernández Auta, 1989):

"(...) son unas caxas baxas terreras dellas cubiertas y otras disqubiertas con todos los solares y lo demas a ellas anezas y pertenesientes que son en esta billa al juego de la pelota (...) que lindan por una parte con casas de los erederos de Luis Deleon potrolado con el callejon que ba al corral del pueblo y por delante con la calle real del juego de la pelota "(Protocolos de Lanzarote).

Espacio: Terreno de tierra, llano, estrecho (8 ó 9 pasos) y largo (70-80 pasos). En el lado del *bote*, las líneas laterales finalizan con sus correspondientes *cabos de bote*. El campo se encuentra dividido, para el momento del saque, por la denominada *raya de falta*, ubicada a 30-35 pasos del *bote* y donde también se coloca la *piedra de falta*, con la función ésta última de referencia para el botador. Una vez realizado el saque, el espacio se convierte en común para los jugadores de ambos equipos.

Material: La *pelota*, de 45-47 mm., tiene un núcleo de goma recubierto de hilo de lana y, finalmente, forrada de dos piezas de cordobán en forma de *ocho* que se cosen. El *bote*, que está construido de madera, posee en su parte inferior tres o cuatro patas, y en su parte superior muestra una superficie inclinada de unos 20 cm. de lado, formada por una loseta de barro, donde se ha de hacer rebotar la pelota antes del golpeo de saque. El bote permite la opción de regulación de la altura e inclinación sobre la que se rebota la pelota.

Desarrollo práctico del juego: La pelotamano es un juego de cooperación-oposición que consiste en reenviar una pelota

170

hacia delante, golpeándola con la palma de la mano, antes de que dé el segundo bote o, en su defecto, pararla cuanto antes.

En cada campo se disponen, inicialmente, cuatro, cinco o seis jugadores, con el *bote* en el lado contrario a la dirección del viento. Los roles específicos de este juego son: *botador* (el jugador que saca o *bota* la pelota), *jugadores de vuelta* (los jugadores que estratégicamente intentan ganar el espacio al equipo contrario; suelen ser los más adelantados de cada equipo); *tercio* (el jugador que se sitúa tras los jugadores de vuelta); *salto* (el jugador que resta que se sitúa al fondo del terreno propio). El espacio dividido por la *raya de falta* deja de estarlo y pasa a ser compartido en el momento en que el *botador* saca o *bota* la pelota, pudiendo los jugadores avanzar para situarse mejor y conseguir sus fines estratégicos.

El juego comienza cuando el *botador* saca golpeando la pelota con la palma de la mano habiéndola hecho rebotar previamente en el *bote* y dirigiéndola al campo contrario; los oponentes tratarán de devolver la pelota con la palma de la mano, según la estrategia del juego, y así sucesivamente, si la jugada continuase.

El desenlace de las jugadas produce puntos o *rayas*. El punto siempre se consigue por errores o *faltas* del contrario, y las *rayas* se hacen al atajar la pelota, después del segundo bote, para evitar su avance, o por donde salió del campo previo bote dentro de él, marcándose en el terreno. Las *rayas* se juegan una vez que los equipos han cambiado sus posiciones en el campo, lo que ocurrirá cuando el marcador esté a *40 y una raya* o *dos rayas*, comenzándose a jugar la primera de ellas y a continuación la segunda. Cuando se termina la jugada en la que se dilucida la *raya*, el resultado siempre da lugar a un punto, nunca a otra nueva *raya*. Tras el cambio de posiciones de los

171

equipos, y después de haberse jugado las *raya*s pendientes, se procederá a continuar el juego.

La cuenta es semejante a la de otros juegos de pelota (15, 30, 40, *chico*). El conjunto de 5 *chicos* equivale a un *pajero*. El número de *chicos* no es acumulativo mientras el otro equipo posea *chicos*, restándose una vez conseguido en el juego; por ejemplo si un equipo tiene 2 *chicos* y el adversario hace uno, el resultado ser....(¿?). El *pajero,* respecto a otro *pajero*, también se rige por esta misma norma anterior; "*chico borra chico, pajero borra pajero*". Para ganar un *chico* ha de conseguirse una diferencia de dos tantos.

PINA

Esta actividad lúdica de bastón y bola arrastrada supuestamente se difundió por toda Canarias con la llegada de los colonizadores europeos, debido a que esta familia de juegos era muy popular en Europa durante los siglos XV y XVI. Existen referencias escritas desde finales del siglo XIX:

"*En la plaza, los días de fiesta, luchas, juegos de pelota y pina*" (Fernández Castañeyra, 1884)

Espacio: El espacio se caracteriza por ser una superficie rectangular y llana, de tierra y limpia de obstáculos. En los fondos se señala una raya cuya superación implica un tanto. Normalmente se jugaba en los caminos, las plazas o los barrancos. Las dimensiones del espacio dependerá del número de jugadores; conociéndose ejemplos de distancia entre las rayas de fondo superiores a los 300 metros.

Material: La *pina*, trozo de madera dura, más o menos esférico, de aproximadamente 6-8 cm. de diámetro; y un bastón de madera resistente, denominado *pinero* en La Palma, con el extremo inferior curvo para un mejor contacto con la *pina*.

Desarrollo práctico del juego: La pina es un juego de cooperación-oposición que consiste en situar la pina por detrás de la raya del equipo contrario, mediante el golpeo o conducción con un bastón, obteniendo así *una raya*.

Los jugadores (de 2 a 15 por cada uno de los equipos) se distribuyen libremente por el espacio en función de las estrategias que sigan. De forma general, el juego se inicia en el centro del espacio de juego disputándose la posesión de la pina entre dos jugadores, uno de cada equipo; continuando el juego mediante conducciones, pases, intercepciones y desplazamientos hasta que alguno de ellos consigue que la pina supere la raya de fondo de equipo adversario. Cuando se consigue esta acción, el juego se reinicia desde el centro del espacio de juego por parte del equipo cuya raya ha sido superada.

Existen al menos 8 formas diferentes del juego recogidas en Canarias, siendo otra muy difundida aquella que consiste en el enfrentamiento 1 x 1 ó 2 x 2, en la que los jugadores se ubican en las proximidades de la raya de fondo de su campo, distantes entre sí 25-30 m y golpean *la pina* para que intente superar la raya del contrario, que sólo puede defenderla con la ayuda de su bastón.

SALTO DEL PASTOR

El empleo de un palo grande o lanza para deambular por el terreno está documentado en la cultura aborigen, vinculado con una función utilitaria; no existiendo menciones precisas e inequívocas de que se practicase, en esa etapa, con la función de juego. Inmediatamente después de la llegada de los españoles, el salto con un palo grande se generaliza entre los campesinos, y se documenta ese uso por parte de las personas dedicadas a labores del campo y del pastoreo (Gaspar de Frutuoso, Viera y Clavijo, Glas, Verneau).

Esta actividad, como otras de carácter utilitario, en ocasiones se despoja de su carácter funcional en un contexto de juego, convirtiéndose en una actividad lúdica.

"Arrójanse con la lanza, llevada a lo largo del cuerpo del hombre, terciada de manera que ponen un tercio primero en la tierra o piedra donde dan con una contera de acero que trae la lanza, de un palmo de larga con su cubo, sin que pueda desviarse de donde da, y aunque sean tres lanzas de alto se tiran abajo y vienen a ponerse en el suelo con tanta facilidad, que parecen aves" (Fructuoso, 1590)

"Otras mil gentilezas hacen, como es arrojarse peña abajo con una lanza muchos estados, que, como son a todos notorias, no quiero gastar tiempo en escribirlas" (Espinosa, 1594)

En la actualidad existe una federación de salto del pastor canario creada el 23 de marzo de 2001.

Espacio: La existencia de esta actividad viene determinada por la accidentada orografía del Archipiélago Canario. Un terreno irregular y montañoso, al tiempo que transitable por el ganado y aquellas que lo precisaban. Actualmente su práctica lúdica se continúa realizando en el contexto natural.

Material: El implemento que tiene distintas denominaciones según las islas (*lanza, garrote, lata ,astia, asta, palo, regatón,...*) permite distinguir las siguientes partes: el *palo*, vara de madera de forma cónica, más gruesa en el extremo

174

inferior, con unas dimensiones entre dos y cuatro metros; el *regatón*, especie de punzón de acero ubicado en el extremo que entra en contacto con el suelo, con un tamaño entre 20 y 35 cm. y el *bocal* o *collarín* (no siempre presente), funda metálica que se coloca en el extremo superior del palo para protegerlo y que no se abra la madera. En algunas situaciones, el regatón se sustituye o por una argolla o por una argolla y una puya o puyón.

Desarrollo práctico del juego: El salto del pastor es un juego psicomotor cuya finalidad es trasladarse en un espacio natural con la ayuda de un palo grande (*lanza, garrote, lata, asta, astia, regatón,…*), tanto en situaciones de descenso como de ascenso, o en espacios llanos. Las gestualidades empleadas para su ejecución surgen a partir de un agarre eficaz con las dos manos, uno más alto que el otro y de manera que favorezca el deslizamiento y frenado adecuado. Entre éstas caben destacar: *salto a regatón muerto, salto a banda, salto a plomo, salto de media luna o del enamorado, …*
Esta actividad carece de competición.

TABLAS DE SAN ANDRÉS

El traslado de maderas desde el monte hasta la población de Icod de los Vinos y la costa pudo ser el origen de esta actividad. Además, de forma paralela habría se considerar otras posibilidades como el empleo de corsas y el traslado de los envases y barricas para su limpieza. Estas actividades, que pueden constituir su origen, se realizaban desde el s. XVI.
"Dos largas y empinadas calles, la de San Antonio y la del Amparo, arrancan casi desde el extremo de la Villa, siguiendo paralelas hasta el extremo sur (…), siendo entonces la primera el arrastradero de las maderas, que se cortaban en el frondoso

y próximo pinar, y la segunda, el camino real" (Gutiérrez, 1941)

Espacio: Un espacio de pronunciada pendiente. Antiguamente se utilizaban caminos y calles empedradas o adoquinadas, en la actualidad se realizan, prioritariamente, en calles y vías asfaltadas.

Existen vías y calles que han sido utilizadas tradicionalmente para la práctica de este juego como son: San Antonio, Hércules, El Salto y El Plano, en Icod de los Vinos; o, La Palmita, en La Guancha.

Material: Se precisa del empleo de una tabla (1-2 jugadores) o de un tablón (3-12 jugadores), a ser posible, de tea. Estos trozos de madera pueden disponer de traviesas que facilitan la colocación de los jugadores y evita que sean embestidos por otra tabla (en la parte posterior). Así mismo, las tablas se untan con grasa o sebo en la zona en contacto con la calzada para favorecer el deslizamiento. Cuando las calles eran empedradas/adoquinadas, se utilizaban los remos que eran unos palos de brezo o haya y que se empleaban para dirigir la tabla durante el recorrido.

Desarrollo práctico del juego: Las tablas de san Andrés es un juego psicomotor (un solo tripulante) y sociomotor (más de un solo tripulante) consiste en desplazarse montados sobre una tabla o tablón de madera aprovechando la pronunciada pendiente de las vías y calles.

Los participantes se tiran desde la parte alta del recorrido y mediante un impulso inicial con las manos, el movimiento del cuerpo y la inclinación del recorrido adquieren una gran velocidad. El frenado se produce habitualmente mediante el impacto contra una montaña de cubiertas de coches que se ubica al final del recorrido. En otras ocasiones, las características del tramo final del recorrido (menor índice de inclinación) o las acciones de los jugadores, consiguen disminuir la velocidad de la tabla y detenerla.

TÁNGANA

Esta actividad lúdica de precisión debió llegar al Archipiélago Canario con los primeros colonizadores pues esta familia de juegos estaba ampliamente representada en Europa durante los siglos XV y XVI. La primera referencia conocida es de Glas (s. XVIII):

"las diversiones entre la gente del pueblo además de cantar, tocar la guitarra y bailar (...), el jugar al tejo (...)" (Glas, 1764).

Espacio: Un espacio de tierra limpio de obstáculos, sobre el que la laja, una vez en contacto con el suelo, pueda deslizarse sin afectar a su trayectoria. La zona de lanzamiento se marca con una raya distante entre 6-15 pasos del lugar donde se coloca la *tángana*.

Material: La *laja*, piedra plana que se arrojará con intención de derribar la *tángana*, piedra de forma piramidal que se coloca de pie y sobre la que generalmente se ubica la apuesta (monedas, chapas, estampas, pipas, fósforos, cigarros,…)

Desarrollo práctico del juego: La tángana (también denominada tángano, *tejo, teje, tusa, laja, chiste o tángara*) es un juego de intermotricidad alterna que consiste en lanzar con precisión, desde una raya preestablecida, arrojar una piedra plana o *laja* hacia otra piedra, la *tángana*, en la que se ha ubicado la apuesta. El juego se desarrolla en una superficie de

177

tierra plana y libre de obstáculos en la que señala una raya de lanzamiento que dista entre 6 y 15 pasos del lugar en el que se coloca la tángana.

Los jugadores intervienen de forma sucesiva siguiendo un orden que se consigue lanzando desde la tángana hacia la raya, por proximidad a ésta sin pasarse. Los lanzamientos y el orden establecido se mantienen mientras exista apuesta en disposición de ser ganada. El jugador ganará toda aquella apuesta que quede más cerca de su *laja* que de la *tángana*.

Se localizan numerosas variantes del juego en Canarias, tales como la colocación en la posición original de la *tángana* una vez derribada con la apuesta restante, la colocación de la apuesta detrás de la *tángana*, la no presencia de la apuesta, ganando aquel jugador que derribe la *tángana*,…

DEPORTES

ARRASTRE CANARIO

Las pruebas de arrastre de grandes pesos por parte de una yunta vacuna están ligadas al proceso de selección de las reses más aptas y fuertes por parte de los ganaderos. Este ganado llegó a Canarias con los colonizadores. La federación de arrastre canario se constituye el 5 de mayo de 1998.

Espacio: En la actualidad, en un espacio rectangular de 50 m de largo por 15 de ancho, se señaliza un recorrido de 35 m, de ida y vuelta. La superficie debe estar compactada, preferiblemente de tierra para que facilite el agarre de la pezuña del animal.

Material: La práctica deportiva actual precisa de los siguientes elementos: la canga o el yugo, la corsa, la cadena, los sacos (de 100 Kg. cada uno) y la vara.

Desarrollo práctico del deporte: Las pruebas de arrastre consisten en que una yunta desplace una corsa cargada con sacos de 100 Kg. cada uno, una distancia de 70 metros en un recorrido de ida y vuelta de 35 m, en el menor tiempo posible, y con un límite de 3 minutos. Las yuntas compiten por categorías que implica el arrastre de diferentes pesos, en sacos de 100 Kg. cada uno: vacas de 3ª, 6 sacos; vacas de 2ª, 7 sacos y vacas de 1ª, 8 sacos; toros de 3ª, 8 sacos, toros de 2ª, 9 sacos y toros de 1ª, 11 sacos. Además, se debe considerar los casi 200 Kg. que pesa la corsa y el índice de rozamiento en la superficie sobre la que se arrastra. La clasificación se establece según los tiempos empleados en recorrer la distancia de 70 m, dentro de cada categoría; correspondiendo mayor puntuación al que menos tiempo emplee, y dependiendo del número de yuntas que participen en la prueba.

BOLA CANARIA

La bola canaria es un deporte que surge a partir de varias modalidades de juegos de bolas coexistentes en Canarias, tales como la bola tradicional, las bochas, la bola criolla y la petanca. Esta actividad deportiva se constituye como tal a partir de la creación de la Federación de bola canaria y petanca el 25 de septiembre de 1992.

Espacio: Un rectángulo de 18 metros de largo, como mínimo, y 25 metros como máximo. Y ancho nunca inferior a 3,50 metros, ni superior a 6 metros. El piso del terreno de juego debe ser llano, compuesto por una capa de tierra, arena, jable o cualquier otro producto similar. Se recomienda en los casos que sea de tierra o arena que se mezclen con aserrín. El espesor de dicha capa no deberá exceder de 8 mm. En la cabecera de las canchas cerradas, a todo lo ancho de la misma, se colocará una cinta de 10 Mm. como mínimo y, 25 Mm. como máximo, de ancho, situada a una distancia de la cabecera entre 20 y 25 centímetros. Esta línea es la que marca el fuera de juego de las bolas que la traspasen en su totalidad. Las canchas situadas en terrenos cerrados, tendrán que tener una pared que las circunde, que mida en sus laterales una altura mínima de 20 cm., y 120 cm. en los fondos. En la parte inferior de la pared, deberá instalarse, adherida a aquella, una protección de caucho, cuero, goma espuma o material similar, hasta una altura mínima de 50 cm. Las canchas situadas en terrenos abiertos tendrán un rectángulo de juego de dimensiones mínimas 3 x 20 metros y máximas de 6 x 40.

Material: *Las bolas* son de material de *pasta* homologada por la Federación Canaria; 24 en total, 12 para cada equipo. Los colores recomendados son verde y rojo, todas del mismo color para cada equipo. Sus características son: diámetro, mínimo 90 mm. y máximo 120 mm.; y peso, mínimo 1.000 gramos y máximo 1.200 gramos. *El boliche o mingue* es de hierro y con un diámetro comprendido entre 35 y 45 Mm., y un peso de entre 50 y 500 gramos.

Desarrollo práctico del deporte:

La bola canaria es un juego motor de lanzamiento de precisión, perteneciente a la familia de las bochas, que, consiste en lanzar un determinado número de bolas en dirección a otra bolita denominada boliche, con la intención de colocar lo más cerca posible, del referido boliche, el mayor número de las bolas del equipo propio que se pueda, alejando las del equipo adversario. El hecho puntuable es, por tanto, el situar las bolas propias más cerca del boliche que las del contrario. Se obtiene un punto por cada bola propia situada más cerca del boliche. Las principales *técnicas o gestualidades* son: lanzar el boliche, arrimar (acercar la bola que se lanza al miche u otra bola) y bochar (lanzar la bola con la intención de golpear una bola o al miche).

Los *participantes* son 2 equipos de 4 jugadores y 2 suplentes cada uno. Cada equipo tiene 12 bolas, 3 para cada jugador. Esta es la modalidad más usada, si bien son posibles otras composiciones tales como las siguientes:

2 jugadores con 4 bolas cada uno, 3 jugadores con tres bolas cada uno, 5 jugadores con 2 bolas cada uno, y desafíos individuales con 5 bolas cada uno. Para la práctica se establece una serie de categorías entre los jugadores. Serán infantiles de 10 a 14 años, juveniles de 15 a 18 años y senior a partir de los 18 años.

Participando tanto hombre como mujeres. El desarrollo de la partida consiste en sumar puntos, que estarán definidos en función del número de bolas más próximas al boliche, que da lugar al *sistema de tanteo*, que es a puntuación límite de entre 12 y 18 puntos. Los sistemas de competición son por equipos e individuales

LUCHA CANARIA

La lucha canaria es una evolución de los enfrentamientos, cuerpo a cuerpo sin implementos, que ya se practicaban en Canarias desde la época aborigen. La institucionalización de esta práctica se inicia con su inclusión en la Federación Española de Luchas en 1943, y se culmina el 2 de diciembre de 1983 con la creación de la Federación Regional de Lucha Canaria.

181

Espacio: El espacio de lucha, es una superficie circular de arena o tapiz, denominada *terrero*, con dos círculos concéntricos con unas medidas reglamentarias mínimas de 15 y 17 m respectivamente y separado de las gradas, como mínimo 2 m.

Material: Una camisa y un pantalón, de tejido resistente y hechos conforme a unas normas reglamentariamente establecidas por la Federación de Lucha Canaria, así como ropa interior, debajo del pantalón.

Desarrollo práctico del deporte: La brega consiste en un enfrentamiento cuerpo a cuerpo, partiendo desde la posición de pie, manteniendo en contacto los dos hombros derechos de los luchadores, con la mano izquierda agarrada a la boca pierna del pantalón derecho del oponente y con la pierna derecha más adelantada que la izquierda; las dos manos derechas juntas en posición vertical se llevan al suelo hasta tocarlo con la punta de los dedos. Partiendo, de esta posición reglamentaria, el objetivo motor del enfrentamiento consiste en derribar al adversario haciéndole tocar el suelo con cualquier parte del cuerpo que no sean la planta de los pies; al tiempo que se evita ser derribado.

Las confrontaciones entre los luchadores, por lo general, se hacen al sistema *"tres, las dos mejores"*, es decir, se hacen hasta tres enfrentamientos de 1'30" de duración, resultando ganador quien venza en dos de los tres enfrentamientos o tenga ventaja al concluir éstos. En el caso de resultar empatados al final de las tres agarradas, y siempre que haya ganado una cada luchador, se realiza una cuarta de un minuto de duración; y de persistir el empate, teniendo en cuenta también las amonestaciones (faltas reglamentarias), ambos luchadores resultan eliminados. Otro sistema para vencer al adversario es por la acumulación de amonestaciones; tres en una misma agarrada o cuatro en el enfrentamiento con un mismo luchador.

El sistema de "lucha corrida" se caracteriza por la intervención de 18 luchadores por cada equipo, que se enfrentan en una única agarrada de 3 minutos. El luchador que resulta derribado no puede volver a intervenir.

El sistema de "todos contra todos" permite la participación de dos equipos de seis u ocho luchadores que se enfrenta a todos y cada uno de los adversarios, en una agarrada de 1'30". Cada agarrada ganada supone un punto y gana el equipo que más puntos acumule.

LUCHA DEL GARROTE CANARIO

La lucha del garrote canario es una evolución de los enfrentamientos, con palos grandes, que de forma tradicional se han practicado en Canarias desde la época aborigen.

La constitución como deporte se relaciona con la creación de la Federación de lucha del garrote canario, El 11 de mayo de 1998; así como, la elaboración de un reglamento técnico y la celebración de competiciones.

Espacio: El *espacio* de juego es una superficie circular de arena (u otras homologadas como válidas por la Federación de Lucha del Garrote Canario), denominada *terrero*, de 15 m de diámetro, con otro borde interior señalizado de 13 m de diámetro.

Material: Se utiliza un garrote de características variables. El reglamento distingue tres tipos distintos: Garrote corto, a la altura del hombro; Garrote medio, de la altura del garrotista y

Garrote largo, con dimensiones de hasta una cuarta por encima de la cabeza del practicante. Se estipulan dos colores para los garrotes de competición: negro, para el local; y, encarnado para el visitante. Así mismo, se permite la utilización de garrotes adaptados para garantizar la seguridad. El garrote adaptado se realiza mediante el forrado con gomaespuma de un garrote, y con los extremos más anchos...

Desarrollo práctico del deporte: El deporte consiste en un enfrentamiento cuerpo a cuerpo con un implemento o garrote, que tienes por finalidad tocar/golpear al contrario con el garrote, realizar enganches con el garrote o derribar al adversario con una *zapata* o *traba*; intentando conseguir un K.O. técnico (derribar y marcar en la cabeza) o un K.O. por superioridad (acumular 8 puntos o más en un mismo ataque; o por diferencia manifiesta entre los garrotistas). Se pueden acumular puntaciones parciales en función de las características de la técnica ejecutada por el garrotista. El enfrentamiento tiene una duración límite de 2 minutos.

En la modalidad de exhibición, se ejecutará una coreografía, provista o no de música, en la que deben ser ejecutadas una serie de técnicas obligatorias y otras técnicas elegidas por los participantes, y en la que también se valorará la dificultad del ejercicio, el ritmo y la estética. En la modalidad de parejas la duración será entre 2 y 3 minutos; y en la de por equipos de 3 a 4 minutos.

VELA LATINA CANARIA DE BARQUILLOS

Su origen parece estar ligado a las regatas de vela latina de las fiestas de San Ginés Arrecife de Lanzarote, de la cual existe referencia documental en el Diario de Las Palmas relacionada con las fiestas de 1904. Manteniéndose la regata festeras durante varias décadas, hasta 1970.

Espacio: Los *Campo de regatas* suelen estar situados en las bahías o costas de las ciudades en que se practica, de las islas de Lanzarote, Fuerteventura, Tenerife y Gran Canaria.

El *espacio* es el campo de regatas que se sitúa generalmente junto a la costa de los pueblos en que se practica de las distintas islas y en el que se dibuja un triángulo olímpico con la ayuda de boyas

Material: El barquillo, la vela, la palanca, el palo, la carlinga, el lastre (fijo los plomos y, móvil los sacos de arena), la escota, la mura, la canilla, la driza, los estay, los rejos, el corcho, los baldes para achicar, los obenques, la amura

El barquillo de cinco metros dispone de un casco de madera con las siguientes medidas: una *Eslora* máxima de 5.00 metros y, mínima 4,95 metros. La M*anga* máxima 1,65 metros y, mínima 1,62. El *Puntal:* máximo 0,66 y, mínimo 0,62 m. *La Palanca*, que debe ser de madera maciza, enteriza, sin canal ni mecanismo alguno, con un máximo de 7,90 m. *La vela* debe ser triangular o con *"martillo"*, con una o dos fajas de envergues y con una superficie máxima manual, de 18,83 m², y real, de 19,78 m². *El barquillo de ocho metros y cincuenta y cinco centímetros* (8,55) está constituido por un casco de madera que tiene las siguientes medidas: La *Eslora* máxima 8,55 y mínima 8,50 m. La M*anga* máxima 2,35 m y, mínima 2,32. El *Puntal:* máximo 0,95 y, mínimo 0,93 m. *La Palanca*, que debe ser de madera maciza, sin canal ni mecanismo alguno excepto el zuncho. *La vela* debe ser triangular o con *"martillo"*, con una o dos fajas de envergues y con una superficie máxima de 44,50 manual y 45,65 m2 la real. Los pesos adicionales (lastre) del barquillo podrán ser de plomo, cemento o grava.

Desarrollo práctico del deporte: Es un deporte de cooperación-oposición que se desarrolla en un espacio con incertidumbre. Su objetivo motor prioritario o puntuable es trasladarse en un espacio-tiempo. El número de participantes está comprendido entre 2 y 4 para los barquillos de 5,00 m, y entre 7 y 12 para los de 8,55 m.

Las principales técnicas y estrategia motrices son: Tirar de la escota. Soltar la escota. Cazar el troceo. Soltar el troceo. Quitar y poner lastre. Tirar de la estera. Pasar la palanca. Orzar. Derribar. Achicar agua. Hacer banda. Aflojar. Atrás

El sistema de tanteo está determinado por el espacio a recorrer y el tiempo empleado en recorrerlo, jerarquizándose los resultados en función del orden de llegada y el tiempo invertido por los barcos participantes. El sistema de competición suele ser liga y eliminatorio.

VELA LATINA CANARIA DE BOTES

En la bahía de Las Palmas de Gran Canaria, por los marineros que faenaban en el Puerto de la Luz para realizar los trabajos de transporte de mercancías y personas. La primera regata competitiva, que puede ser considerada como origen de este deporte, se realizó el 1 de mayo de 1876. La Federación se constituyó el 14 de octubre de 1996

Espacio: El recorrido de la regata será el clásico campo comprendido desde el fondeo con carácter fijo en la denominada popularmente 'Mar Fea', en las proximidades de la zona del antiguo túnel de La Laja, hasta la mitad norte del Muelle Deportivo, y a una distancia desde esa orilla de unos 150 m, aproximadamente.

Material: *El bote*, de debe ser de madera, tiene las siguientes características: una eslora máxima de 6,55 metros y con una manga máxima de 2,37 metros. *La vela* con una superficie vélica que sobrepasa los 40 m^2, en forma de triángulo (latina) tiene una medida por el pujamen no superior a la eslora del bote. La palanca, en la que se enverga la vela, tiene una longitud superior a los 13 metros, y el palo, que tiene que ser de madera, redondo u ovalado, con plastificado ligero en su exterior. *El lastre fijo*, formado por piezas de plomo, y *el lastre móvil* constituido por 10-18 sacos de arena de más de 25 kilos.

Desarrollo práctico del Deporte: La vela latina de botes es un *deporte de cooperación-oposición* que se desarrolla en un espacio con incertidumbre. Su objetivo motor prioritario o puntuable es trasladarse en un espacio-tiempo. El número de participantes mínimo es de 8, siendo lo habitual que se embarquen entre 10 u11.

Las principales técnicas son: Tirar de la escota, soltar la escota, abrochar, cobrar, resonar, quitar y poner lastre, tirar de la estera, tirar del palo arriba y abajo, pasar la palanca, empujar el estay, coger cuartel, orzar, derribar, achicar agua, hacer banda, aflojar y atrás

El espacio es el campo de regatas comprendido entre la Mar Fea, como línea de salida y, la línea de llegada que se sitúa a unos 50 m de la bocana de entrada al muelle deportivo de la bahía de Las Palmas de Gran Canaria. Los materiales: el bote, la vela, la palanca, el palo, la carlinga, el lastre (fijo [los plomos] y, móvil [los sacos de arena]), la escota, la mura, la canilla, la driza, los estay, los rejos, el corcho, los baldes para achicar, los obenques y la amura.

El sistema de tanteo, está determinado por el espacio a recorrer y el tiempo empleado en hacerlo; es decir, recorrer el espacio de regata en el menor tiempo posible, dentro del tiempo máximo determinado por la organización del evento.

Los sistemas de competición son: Campeonato provincial, de todos contra todos a una vuelta; el Torneo Eliminatorio, de todos contra todos con eliminación; y la Copa Gran Canaria.

II PARTE

ANÁLISIS PRAXIOLÓGICO COMPARADO DE LAS PRÁCTICAS MOTRICES CATALOGADAS

Unas de las fortalezas de la Praxiología motriz es la capacidad comparativa que encierra, pues no sólo logra desvelar los rasgos internos de los elementos que están presentes en cada práctica motriz, sino, además, las relaciones sistémicas y sus significados. En nuestro caso, el análisis praxiológico ha sido empleado de forma diacrónica, debido a nuestro interés por conocer las características de las prácticas en diversos momentos temporales. Podemos afirmar, entonces, que la comparación praxiológica se construye mediante la comparativa entre los elementos estructurales y los sistemas a que da lugar cada práctica motriz de carácter tradicional. Además, es tanta la información que se desprende de un análisis comparado, de este tipo, que interesan las semejanzas entre los juegos aborígenes, los juegos tradicionales y los deportes tradicionales, pero también las diferencias y, especialmente, las ausencias.

La cuestión que suscita el análisis praxiológico comparado es por qué existen semejanzas, diferencias y ausencias entre los grupos de categorías de los distintos aspectos o apartados que vamos a utilizar en nuestro análisis. Las respuestas obedecen a dos razones: sociocultural y técnica. La comparación está organizada a través de apartados de carácter estructural o funcional y, seguidamente, cada apartado o aspecto es desglosado para el análisis por medio de grupos de categorías.

Comparar permite acceder a las constantes, y éstas nos señalan aquellos aspectos que tienden a mantenerse, a diferenciarse respecto a grandes categorías, o a distinguirse dentro de ellas, en la medida de su presencia o de su ausencia. Por ello, la comparación praxiológica nos desvela qué aspectos de la lógica interna de los juegos y deportes están concentrándose o separándose y de qué manera; ello, comporta también un alto valor de significación para la motricidad, sobre todo, porque las significaciones nos advierten acerca de las representaciones sociales en los distintos momentos históricos de los deportes y juegos tradicionales canarios.

La significación que emana del análisis praxiológico comparado es doble, pues alude a la significación interna, como variable estructural o funcional, y a su valor cultural. Según esta doble valencia, podemos comprobar, desde esta nueva perspectiva referencial, cómo se estructuran las prácticas motrices en sus relaciones como elementos internos del sistema, y en su construcción y significación social y cultural.

Nuestro análisis comparado consta de 13 apartados o aspecto, en los que, a su vez, se diferencian varias categorías, que hemos registrado con valores dicotómicos 1-0, señalando así la presencia o ausencia de la consideración de una categoría determinada. Las categorías cumplen el principio de ser exclusivas y excluyentes, de modo que ninguna de ellas se solapa con otra; asimismo, se ha incorporado la categoría opuesta para un grupo de categoría (por ejemplo "sin distancia de guardia"; "sin sistema de competición"; "sin red de comunicación"…), para poder registrar aquellas prácticas que carecieran de la calidad cuestionada, y, de esta manera, se pueda incorporar esta valoración al análisis comparado. La importancia de considerar la categoría opuesta, dentro de su grupo categorías, estriba en que la significación emerge tanto de los registros positivos como de la ausencia de registros, porque los fenómenos sociales y culturales son relevantes por su constancia, hegemonía o presencia minoritaria o inexistencia, respecto a las categorías de cada aspecto o apartado.

Las CONSTANTES o aspectos que hemos considerado para el análisis praxiológico comparado, son los siguientes:

CONSTANTES PARA EL ANÁLISIS PRAXIOLÓGICO COMPARADO
- Interacción motriz - Red de comunicación motriz - Grado de estandarización del espacio - Distancia de carga y guardia - Temporalidad

- Roles estratégicos - Red de interacción de marca - Red de soporte de marca - Sistema de tanteo

A continuación, abordamos el análisis comparado de cada uno de estos apartados por medio de categorías, las cuales nos permiten, a su vez, analizar cada una de las opciones en las que se muestra en la realidad.

1. Interacción motriz

Parece apreciarse un cierto paralelismo entre el menor abanico de categorías de los juegos aborígenes, respecto a los juegos tradicionales, y la menor movilidad social del mundo aborigen; es decir, una sociedad que posee un fuerte control de las actuaciones de sus miembros, de la movilidad que pueden experimentar, del acceso al rango, etc. mostrará previsiblemente menores opciones de interacciones motrices a la hora de jugar o hacer deporte. En el caso canario, al menos, se pone de manifiesto este fenómeno. Sin embargo, la menor variedad de categorías que muestran los deportes respecto a los juegos tradicionales tendría más que ver con la función de espectáculo social que asume el deporte en la sociedad actual, donde los modelos de interacción motriz cooperativa no suscitan una gran atención. Esta afirmación se constata en que el único caso de práctica cooperativa corresponde a la variedad de *tablones* de las *tablas de San Andrés*.

Las categorías que se han aplicado para el apartado de análisis de la interacción motriz, son las siguientes:

GRUPO CATEGORIAL
1. Psicomotriz (ausencia de interacción)
2. Intermotricidad alterna
3. Sociomotriz de Cooperación
4. Sociomotriz de Oposición
5. Sociomotriz de Cooperación/Oposición

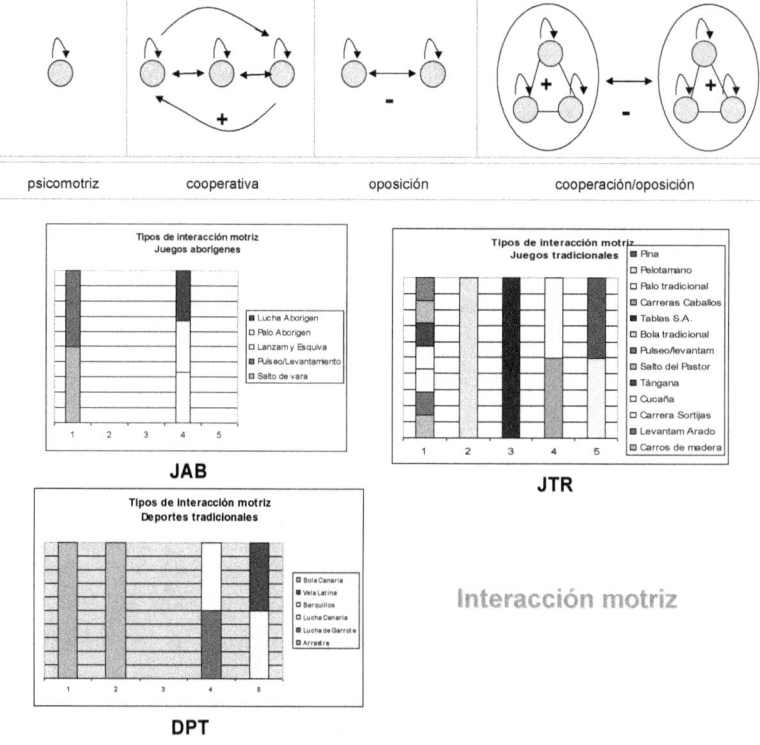

En la gráfica de los juegos aborígenes se aprecia la reunión de dos grupos: prácticas psicomotrices y prácticas de oposición entre dos personas, uno contra uno. Ello indica una reducción de las posibilidades de interacción motriz ajenas a interacciones grupales. La sociedad aborigen se organizaba bajo un control social férreo, que, en este caso, se trataba de un acceso rígido al prestigio para sus miembros; otra forma de expresarse, lo encontramos en la ausencia de juegos colectivos o de equipos, pues éstos harían posible el éxito compartido y el prestigio que promovieran entre sus jugadores. Esta circunstancia se refleja con claridad en la imagen de Torriani, en la que los dos aborígenes que se enfrentan poseen el cabello largo, lo cual era un signo de distinción social; asimismo, las proezas físicas, como *pulsear* una piedra o saltar en altura una vara, son prácticas productoras de prestigio, ya que no están al alcance de todos, lo que se comprende aún más en las culturas muy dependientes de los esfuerzos físicos, en razón de la importancia de valores bélicos, festivos, y asociados a las labores rurales. Esta razón principal del control social expresado en los sistemas de interrelación o, lo que es lo mismo, el honor individual a través de la superación del logro, resulta coherente con la distribución mostrada por las prácticas lúdicas aborígenes.

Como únicas manifestaciones de la cooperación motriz, aparecen las *tablas de san Andrés*, en la modalidad de tablones, y los *carros de madera*, con dos ocupantes; de ellas, la primera es cooperativa pura, mientras que la segunda es cooperativa frente a otros (que participan de forma consecutiva). Estas dos prácticas son las únicas de interacción cooperativa de adultos de toda la catalogación, lo cual merece un breve comentario, pues obedecen a la realidad de los deportes y juegos tradicionales de adultos en la mayoría de las culturas; la excepción la encontramos en los juegos tradicionales infantiles, y más entre los niños que entre las niñas. De esta manera, la escasez de prácticas cooperativas mantiene la constante en muchas culturas en cuanto a hegemonía de presencia de un número mayor de prácticas antagónicas frente a las prácticas cooperativas (Huizinga, 1938; Orlick, 1986, 1990). Por otra parte, entre las prácticas de carácter psicomotriz y las de cooperación, nos encontramos con el caso singular de la *bola canaria*, la cual, a pesar de no contemplar la interacción motriz directa entre los participantes, está organizada mediante una interacción motriz alterna entre ellos; es decir, esta situación da lugar a una pseudo-cooperación en alternancia de los jugadores, donde el jugador que le corresponde actuar busca deshacer el juego desplegado por el equipo adversario y, a la vez, mantener la ventaja de su equipo. Es, sin duda, un ejemplo singular en el catálogo de prácticas, en el cual se integra el desarrollo de una acción motriz aislada de un jugador, pero que adquiere su significación en un contexto de juego de enfrentamiento de equipos. Todo ello, construye un espacio dinámico, en cuanto al sentido de las acciones de juego, y desarrolla una situación compartida, en tanto que, como decíamos, el jugador que lanza su bola ha de interpretar y adecuar su acción al escenario creado anteriormente. El significado social que se origina es de respeto y valor de la individualidad, pero dependiente de un valor de grupo. Este tipo de interacción especial es definido por Martínez de Santos, R. (2002) como *prácticas psicomotrices de intermotricidad alterna*.

La mayor riqueza de interacción motriz la encontramos en los casos de *pelotamano* y *pina*, pues se trata de dos prácticas de cooperación y oposición donde los jugadores han de cooperar con sus compañeros y, simultáneamente, oponerse a los adversarios. En ambos casos de estas prácticas, los roles (jugador con el móvil, jugador sin móvil del equipo que lo posee, y jugador del equipo sin móvil) son accesibles para todos los jugadores. La gran variabilidad de acción en estos juegos proviene de dos factores: la igualdad de condiciones en la interacción de los jugadores, y de la densidad de relaciones que los jugadores pueden desplegar, en función de las opciones estratégicas de cada uno de los roles.

Respecto a las prácticas motrices de interacción de oposición, éstas se diferencian en situar el objetivo motor en el cuerpo del adversario (*palo tradicional*), y en alcanzar en primer lugar una meta espacial (*carrera de caballos*). Hemos de llamar la atención acerca de que la interacción motriz de oposición que se da en el palo tradicional, resulta ambigua en cuanto a la manera de concluir o declarar un vencedor, lo cual no es frecuente en las prácticas basadas en este tipo de interacción, pues éstas suelen definir con claridad el resultado, mientras que corresponde a los jugadores el juicio cualitativo de las situaciones. El hecho de que no se señale con precisión un ganador, conduce a que, en circunstancias alejadas de la verdadera función tradicional del juego, la práctica reúna visos de coreografía, y que ésta demande un alto grado de aparente cooperación entre los jugadores, cuestión que es contradictoria con el tipo de interacción en oposición.

Los deportes tradicionales se distribuyen en las categorías psicomotrices y en dos tipos de las sociomotrices; las prácticas psicomotrices se alejan de las estrictamente individuales y adquieren significado por la situación motriz en la que se enmarcan. En el caso de la *bola canaria,* la acción motriz se realiza en solitario, pero lo acontecido en el juego influye en la actuación de los otros participantes. El ejemplo del *arrastre de ganado* es muy particular, dado que no hemos considerado a los animales como sujetos de interacción, aunque la acción del *guayero* no es posible sin aquellos; la particularidad se centra en que, si mantuviésemos la existencia de interacción no humana, esta interacción no tendría bidireccionalidad. Ciertamente, el principal valor de la interacción es la

195

posibilidad de doble dirección, pero en el caso de la yunta se trata, por encima de todo, de un mandato. En cualquier caso, se puede constatar y resulta innegable que se da una situación motriz de cooperación entre el *boyero* y la yunta de animales. Por su parte, *lucha de garrote* y *lucha canaria* expresan una interacción en oposición que ha evolucionado en cuanto a su codificación, con la singularidad de que la lucha canaria ha pasado de organizarse como enfrentamiento individual, tal y como se expresa en la acción de lucha real, en la que la agarrada supone el enfrentamiento de uno para uno, hasta llegar a la codificación de ese enfrentamiento realizado por equipos. Respecto a la *lucha de garrote*, no debemos olvidar que su configuración deportiva contempla tanto la situación de enfrentamiento uno contra uno (modalidad de combate) como la exhibición individual o grupal en clave cooperativa, estas últimas vinculadas a la reproducción de modelos, de modo que esta práctica convertida a deporte (*deportivización*) integra diversos tipos de interacción motriz.

La interacción motriz de cooperación-oposición la encontramos en los *barquillos* y la *vela latina de botes*, realizándose a través de la mediación de la embarcación, no por el uso espacial de esa interacción entre las personas, como ocurría en algunos juegos tradicionales, como *pelotamano* o *pina*. Por último, la igualdad de roles en la práctica directa, sólo la encontramos en la *lucha de garrote* y en la *lucha canaria*, lo cual indica que la interacción se centra en la individualidad, tomando como referencia la situación motriz de enfrentamiento (*arrastre de ganado*), y la individualidad con significado colectivo (*bola, barquillos* y *vela*), sin encontrar deportes de equipo con interacción en igualdad de condiciones de roles para todos sus componentes. Nuestro análisis muestra, en este apartado de la interacción motriz, que las prácticas tradicionales de equipo, como *pelotamano* y *pina*, no han evolucionado a deporte aun estando estructuralmente muy cercanas, tal vez por la complejidad reglamentaria, en el caso de la primera práctica, y de la asociación a un sector del mundo rural, en el caso de la segunda.

2. Red de comunicación motriz

La red de comunicación es un excelente indicador para reconocer cómo han sido, y cómo son, las relaciones sociales a través de los juegos y los deportes tradicionales. De hecho, el conjunto de todas las redes de las prácticas catalogadas es exclusivas y estables, evitan la ambigüedad (ambivalencia). Recuérdese que lo que da carácter de exclusividad en las redes es la condición separada de rivalidad o solidaridad; es decir, o se es compañero o se es adversario; por su parte, la propiedad de estabilidad de una red viene dada cuando el participante no cambia su condición durante todo el desarrollo del juego o deporte. La explicación a esta evitación de la ambigüedad es que se trata de prácticas de adultos y de una sociedad que evita la confusión de sus sistemas sociales. Los juegos infantiles sí poseen redes ambivalentes, inestables, porque el juego de los niños se reconoce en sistemas lúdicos de gran apertura, dado que se valora socialmente la diversión por encima del control del resultado, y esto ha dado lugar a nuevas estructuras de entretenimiento. Esta interpretación implica que los adultos equiparan sus juegos y deportes a sistemas que asimilan como inequívocos, capaces de diferenciar las situaciones y establecer elementos que permitan esa diferencia, y la cuantifiquen, si es necesario; por el contrario, los juegos infantiles muestran un repertorio de redes de comunicación más amplio, pero sólo una parte es coincidente con las prácticas motrices de los mayores, ya que no olvidemos que durante la infancia también los juegos cumplirán la función de socialización para el mundo del adulto.

La selección de categorías para el grupo categorial de las redes de comunicación motriz ha considerado dos grandes grupos, uno (categorías de la 1. a la 5.) de redes exclusivas y otro (integrado por una única categoría) de redes ambivalentes. No obstante, y como expondremos, ésta última se trata de una ausencia de forma de comunicación en el caso de los deportes y juegos tradicionales canarios. Las categorías analizadas son las siguientes:

GRUPO CATEGORIAL
1. Red 1- exclusiva estable de individuos
2. Red 2 - exclusiva estable de individuos
3. Red 2 - exclusiva estable de equipos
4. Red n>2 - exclusiva estable de individuos
5. Red n>2 - exclusiva estable de equipos
6. Redes ambivalentes

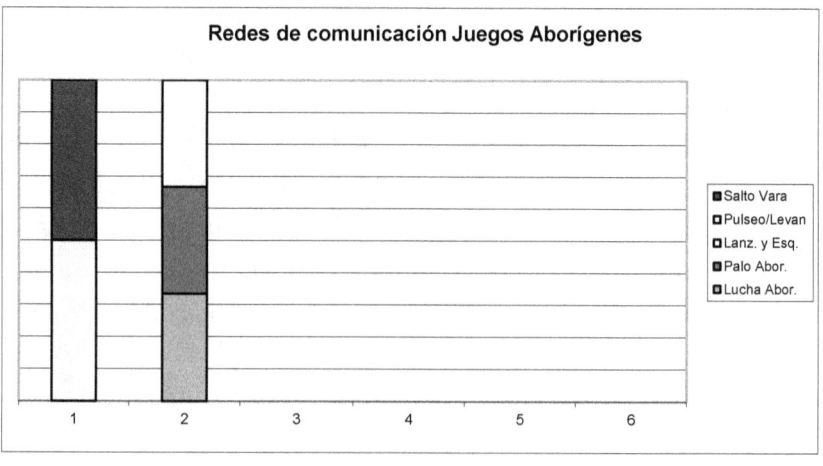

Redes de comunicación Juegos Aborígenes

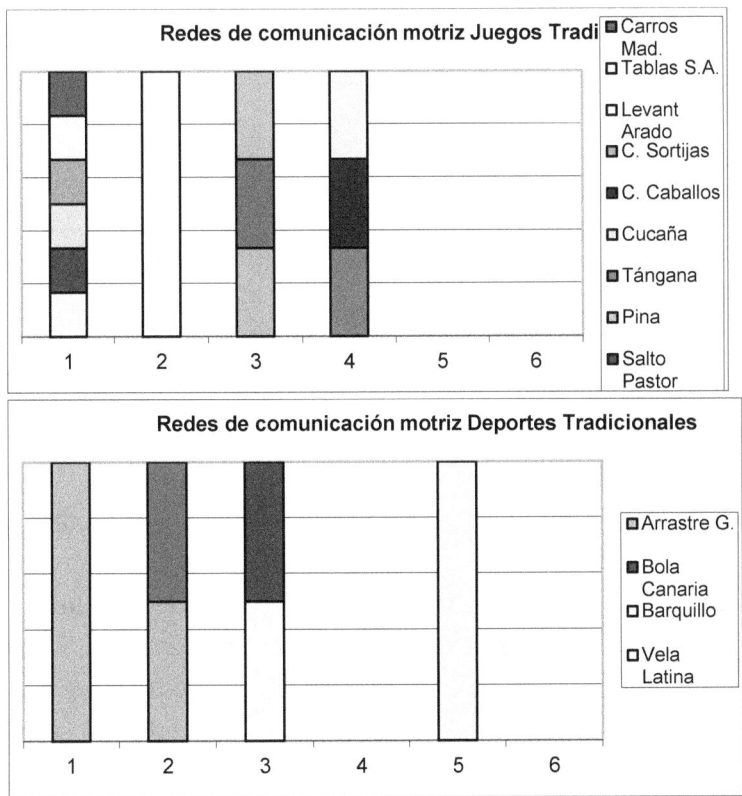

Los juegos aborígenes se concentran en redes de individuos, pero no de equipos. Se caracterizan por la falta de complejidad de los modelos lúdicos en beneficio del control social, como ya hemos comentado a propósito del análisis del apartado de los tipos de interacción. Por consiguiente, la referencia de "comunicación" es el individuo y no el grupo. La complejidad estratégica se reduciría a la actuación individual (primera categoría) y enmarcada en la dificultad de la habilidad motriz en oposición (segunda categoría). De esta manera, el grupo de juegos aborígenes define con total nitidez a una cultura cerrada a la accesibilidad social, rígida respecto al estatus y el prestigio que pudiera derivarse de los éxitos lúdicos.

$$S = \longrightarrow$$

$$R = \dashrightarrow$$

Red-2 exclusiva
(1x1 individuos: lucha aborigen)

Los juegos tradicionales diversifican sus redes de comunicación motriz, dentro de los límites de la exclusividad y la estabilidad, y concentran un amplio grupo de prácticas en las que el individuo actúa sólo, y aparecen como novedades tres prácticas concentradas en la red de comunicación entre dos equipos y otras tres en las redes con más de dos individuos. Ahora, la diferencia respecto al grupo de las prácticas aborígenes es la presencia de dos nuevas categorías, las cuales reflejan el aumento de la creciente complejidad social que se inicia tras la llegada de los europeos. La tercera categoría constituye una red alejada de las prácticas aborígenes, pues son redes propias de los equipos, culturalmente vinculadas a sociedades complejas, y pertenecientes a prácticas canarias (*pelotamano, bola canaria, pina*), pero difundidas de otras europeas muy practicadas en la etapa de encuentro de los juegos aborígenes con los juegos de los primeros europeos. Por su parte, la cuarta categoría, formada por las *tablas de san Andrés, la tángana* y las *carreras de caballos*, describe una red de *n*-individuos, en condiciones exclusivas y estables; desde un punto de vista de capacidad de socialización, la cuarta categoría representa un segundo grado respecto a la primera categoría, porque aunque no supone un sistema social de interacción de relevancia en cuanto a la participación directa, sí exige que la situación social implicase compartir los momentos propios del desarrollo del juego, y de esta manera sus espacios adquieren uso social.

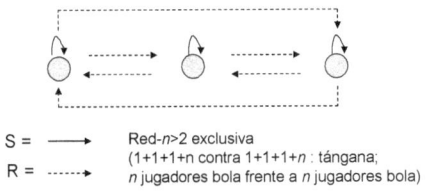

S = $\longrightarrow$ Red-n>2 exclusiva
R = $\cdots\cdots\rightarrow$ (1+1+1+n contra 1+1+1+n : tángana;
                    n jugadores bola frente a n jugadores bola)

Los deportes son el exponente de un pensamiento lúdico de gran éxito en la sociedad moderna, pero que corresponde a una ética social de valoración de la justicia a partir de la máxima igualdad de partida, y del mantenimiento de este principio como modelo de aspiración de la sociedad deportivizada. Las redes que encontramos en las prácticas catalogadas contienen la separación estricta entre rivalidad y solidaridad, son estables –como decíamos, no cambian estas propiedades durante el desarrollo del juego–, y evitan la ambigüedad, con el objeto de clarificar las acciones y el resultado de ellas; además, cumplen rigurosamente cierta simetría para organizar el enfrentamiento (igualdad de roles, e igualdad de efectivos de jugadores). Este equilibrio de las redes y sus propiedades nos dibuja la homogeneidad que siempre encontraremos en los deportes, pero que también se cumple, a su manera, con los juegos aborígenes y los juegos tradicionales; los juegos aborígenes cumplen este equilibrio en igualdad de jugadores en el enfrentamiento entre dos personas, y los juegos tradicionales en la igualdad que se ha conocido por la tradición, a pesar de que pueda aceptarse una tendencia a esta homogeneidad cuando el juego se desarrollase en un contexto de puro entretenimiento, pues se conoce (Castro, 2001) que los pastores no dejaban de jugar a *la pina* porque el número de jugadores disponibles no fuese par. Es decir, en el juego tradicional de lo lúdico se antepone a asegurar las mismas condiciones de práctica para todos los participantes. Podemos afirmar que las redes de los deportes fueron una consecuencia de la manera preferida de jugar de los adultos, pero que el deporte elevó a condiciones bien definidas y objetivas, y exigidas reglamentariamente, abriendo un espectro completo de las formas estructurales de comunicación.

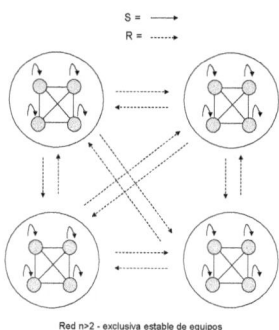

Gráfico de la red de comunicación motriz en el caso de los *barquillos* en una competición donde todas las embarcaciones regatean simultáneamente.

En el caso de los deportes tradicionales la idea de justicia, como estricta igualdad, y de la relación asumida entre ganar y perder desplaza la balanza de lo lúdico hacia el lado productivo y se aleja del entretenimiento.

3. Grado de estandarización del espacio

El espacio es un elemento de la estructura de las prácticas motrices de gran relevancia para el análisis, porque su estructuración tiene gran presencia social y cultural (Hall, 1972. *La dimensión oculta*); en definitiva, tal y como estudia la proxémica, el espacio es un *producto cultural específico*. Parlebas (1981, 1988) alude al espacio como salvaje o domesticado, haciendo un paralelismo entre el espacio no estructurado y el espacio estructurado, con lo cual, además, nos da a entender el grado de significaciones que puede adquirir este elemento. En el sentido histórico-cultural, el espacio de juego es puesto en evidencia como un proceso de cambio cultural en la clasificación de Blanchard y Cheska (1986), comprobándose cómo evoluciona desde la *banda I* hasta el quinto nivel de *civilización arcaica*. Por ello, el espacio de juego representa igualmente la *etnomotricidad* tanto como lo pueda ser la misma acción motriz, porque no hay acción sin lugar donde realizarla, de manera que el espacio adquiere significación social en sintonía con la acción pudiendo adecuarse la una a la otra y viceversa.

GRUPO CATEGORIAL
1. Espacio no estandarizado sin incertidumbre en el medio
2. Espacio estandarizado con incertidumbre en el medio
3. Espacio no estandarizado con incertidumbre en el medio
4. Espacio estandarizado sin incertidumbre en el medio

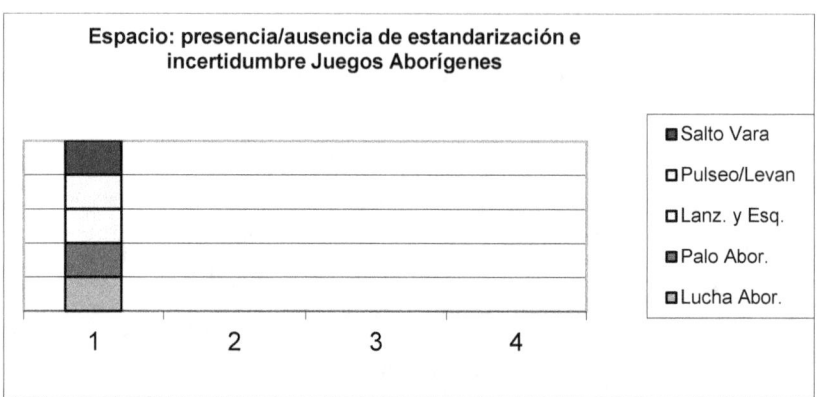

Espacio: presencia/ausencia de estandarización e incertidumbre Juegos Aborígenes

Salto Vara
Pulseo/Levan
Lanz. y Esq.
Palo Abor.
Lucha Abor.

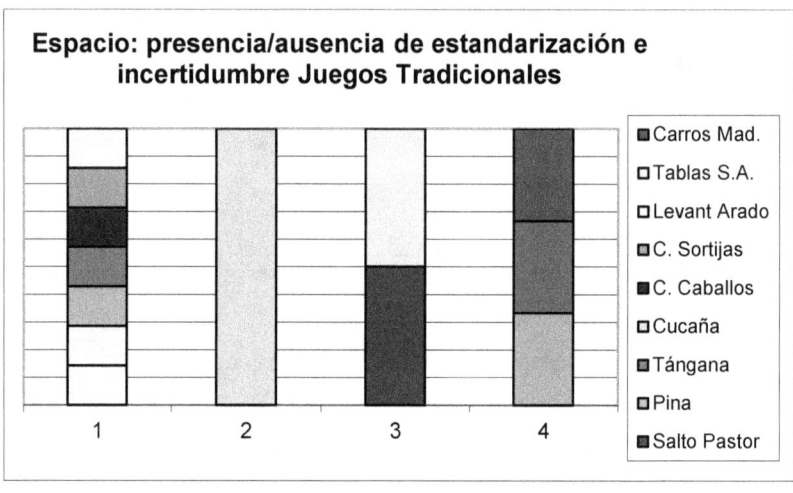

Espacio: presencia/ausencia de estandarización e incertidumbre Juegos Tradicionales

Carros Mad.
Tablas S.A.
Levant Arado
C. Sortijas
C. Caballos
Cucaña
Tángana
Pina
Salto Pastor

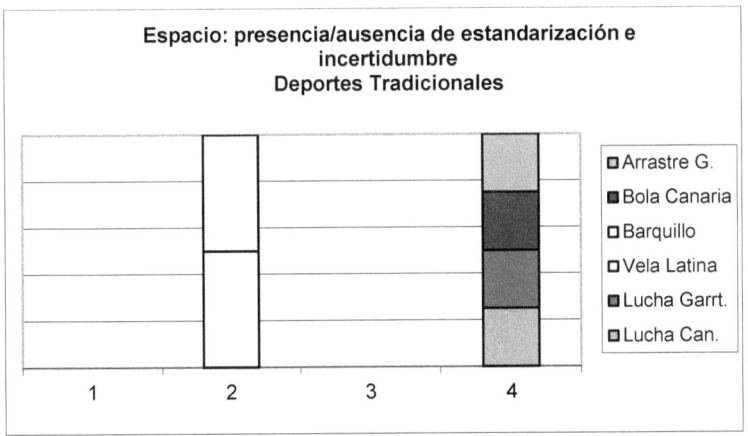

Espacio: presencia/ausencia de estandarización e incertidumbre Deportes Tradicionales

El análisis comparado entre las tres categorías de grupos muestra las diferencias entre el espacio en las prácticas aborígenes, que son de espacio no estandarizado y sin incertidumbre proveniente del medio, lo cual indica que el espacio se estructura débilmente, es decir: el juego se podría realizar en cualquier espacio, porque es un espacio no domesticado. No obstante, conocemos un caso de enfrentamiento de aborígenes canarios –nos referimos ahora solamente a Gran Canaria–, plasmado en el conocido dibujo de Torriani (1590), en el que éstos aparecen sobre unas piedras, lo cual da idea de cierta acomodación de los pies a modo de espacio limitado; el enfrentamiento adquiriría significación por el rito en el que parece integrarse, dado lo pautado de cada una de las acciones que tenían que realizar. En cualquier caso, se podría entender que el rito es el causante de la estandarización que comportaría y de la incertidumbre que llevaría consigo tratarse de un espacio muy reducido para los pies. Sin embargo, carecemos de información suficiente para tener certeza de categorizar los juegos aborígenes fuera de la categoría 1. De cualquier modo, y a manera de hipótesis, sería la habilidad de mantenerse sobre las piedras la que configuró la estructuración del espacio, y no otros caminos, como ocurrió, por ejemplo, con el antiguo *jeu de paume*, en el cual se separaba un espacio social para cada pareja, mediante una red, y se consideraban los logros espaciales como ventajas provisionales, dando lugar a una estructuración más profunda.

El grupo de los juegos aborígenes, que ha mostrado ausencia de tres categorías y concentración en la primera, evidencia que la eliminación de la incertidumbre proveniente del espacio indica que el interés social no reside en la estructuración del espacio sino en el valor de la habilidad que ha de realizarse; la valoración del mérito de la ejecución exitosa de la habilidad representa un grado de significación ecológica basado en una adaptación mínima del espacio. Se trata de una manera simple, directa y clara de resolver el enfrentamiento.

Los juegos tradicionales se diversifican elocuentemente en todas las categorías relacionadas con el espacio. Las razones de esta distribución residen en que los juegos tradicionales conservan prácticas naturales, que pertenecen a la categoría 1, donde más se concentran; por su parte, también se distribuyen en otras categorías (2 y 3), las cuales se justifican por el *illinx* (vértigo) de Caillois (1967/1986), pues son juegos como *la cucaña, tablas de san Andrés* y *salto del pastor*, prácticas que necesitan de un soporte estandarizado en razón de su gran dificultad para el avance (*cucaña*), o donde la clave está en la incertidumbre proveniente del medio (*tablas de san Andrés, salto del pastor*). En la categoría 4 aparece el preludio de un juego, *la pelotamano*, que posee muchas características de cercanía al deporte en cuanto a estructuración del espacio, por ello contiene un espacio estandarizado sin incertidumbre proveniente del medio; recuérdese que, cuando se juega en equipo frente a otro equipo adversario, este juego coincide con el deporte pues ambos aplican la fórmula de justicia en máximo equilibrio, evitando que la incertidumbre de las situaciones de juego supere el control de la correspondiente acción recíproca de los jugadores. En esta misma categoría encontramos la versión de juego tradicional de la *bola canaria*, cuya estructuración del espacio no varía mucho de la que se emplea en la modalidad deportiva.

El grupo de categorías de los deportes tradicionales se reduce, respecto al grupo anterior de juegos tradicionales, en dos categorías, las cuales se justifican de nuevo por ese control de la incertidumbre proveniente del espacio en que se estructuran los deportes sociomotores (*arrastre de ganado, lucha canaria, lucha de garrote, bola canaria*), o con situaciones motrices en las que la influencia de las acciones tiene incidencia en otros jugadores compañeros o adversarios (*lucha canaria, lucha de garrote, bola canaria*). Los *botes de vela latina* y los *barquillos* adquieren sentido, precisamente, en la incertidumbre que proviene del medio, pero vigilada hasta cierto punto, para cumplir el principio anterior de que el control de la incertidumbre pueda equilibrarse con las acciones de los tripulantes de la embarcación, lo cual se comprueba por la suspensión de las pruebas cuando la fuerza del viento impediría el cumplimiento del principio al que nos hemos referido. En cierto modo, el control del medio de las modalidades náuticas (recorrido marcado, fuerza del viento, límite del velamen) es la versión de domesticación de estas prácticas; también, otra manera de otorgar el dominio del espacio es la construcción de significados claros para los participantes respecto al espacio de actuación conjunta (quién posee derecho de paso sobre otro bote, quién es penalizado por violentar el espacio de otro bote, cuándo no se entiende que hay perjuicio para otro bote), son cuestiones que encuentran sentido en otras situaciones sociales: quién tiene derecho a pasar primero o a ser atendido primero y porqué, quién invade el espacio de otro u otros y porqué, etc.

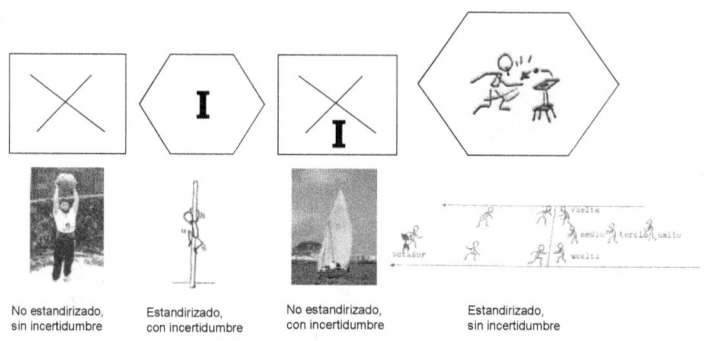

No estandirizado,   Estandirizado,   No estandirizado,   Estandirizado,
sin incertidumbre   con incertidumbre   con incertidumbre   sin incertidumbre

Figura 14

La codificación del espacio se constata en los deportes tradicionales y contrasta con el grupo de los juegos tradicionales, pues este último grupo no alcanza ese nivel de estructuración. Si tomamos el ejemplo de *lucha de garrote* y *juego del palo* (vara), podemos comprobar que ambos difieren en la regulación del espacio inmediato al jugador o espacio de contacto; la expresión de la codificación de la *lucha de garrote* comporta la incorporación de un significado modernista y deportivo del espacio, frente a un significado tradicional y lúdico del *juego del palo*, el cual se distingue, sobre todo, por preservar el espacio de contacto.

Por consiguiente, y en general, el espacio en los tres grupos analizados muestra un cambio social de la ausencia de estandarización (juegos aborígenes), tras ella una evolución de la estandarización (juegos tradicionales) manifestada en un espectro abierto de fórmulas de estructuración del espacio y, finalmente, con el grupo de los deportes tradicionales, se aprecia la más reducida y nueva concepción de la codificación del espacio.

4. Distancia de carga y guardia

Guardar o no una separación respecto a otro u otros y las distancias que comporte posee una significación social que puede ser causa (origen de la actividad) o haberse estructurado según el desarrollo estratégico-funcional de la misma práctica. Muchas veces resulta confuso adjudicar a una u otra razón el porqué de una práctica motriz, porque a veces falta información y, en los casos de actividades desaparecidas o lejanas en el tiempo, no es posible deducirlo con rigor. ¿Qué hace que, evolutivamente, el *juego del palo* se juegue más corto o largo?, ¿el juego de los jugadores?, ¿las dimensiones del implemento?, ¿el interés social por mantener las distancias que utilizamos como marcadores sociales? Nuestro análisis ha tomado en cuenta las siguientes categorías:

GRUPO CATEGORIAL
1. Sin distancia de carga o guardia
2. Distancia de carga/guardia nula
3. Distancia de carga/guardia corta
4. Distancia de carga/guardia media
5. Distancia de carga/guardia larga

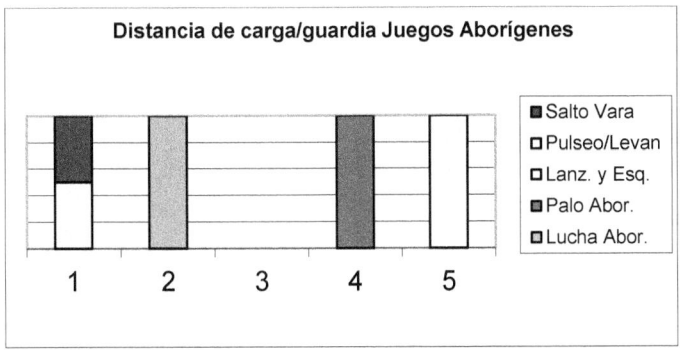

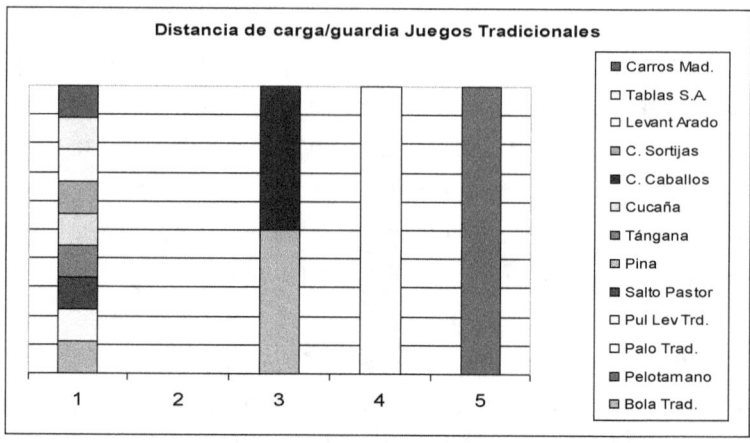

Distancia de carga/guardia Juegos Tradicionales

- Carros Mad.
- Tablas S.A.
- Levant Arado
- C. Sortijas
- C. Caballos
- Cucaña
- Tángana
- Pina
- Salto Pastor
- Pul Lev Trd.
- Palo Trad.
- Pelotamano
- Bola Trad.

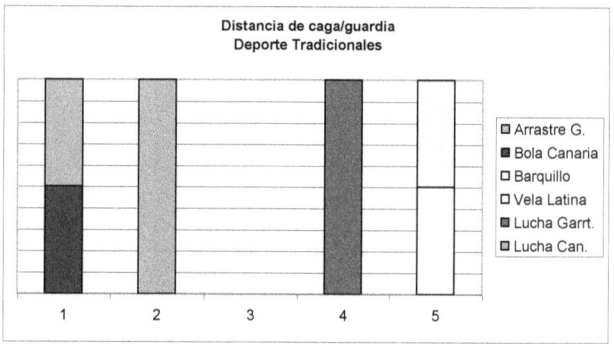

Distancia de caga/guardia
Deporte Tradicionales

- Arrastre G.
- Bola Canaria
- Barquillo
- Vela Latina
- Lucha Garrt.
- Lucha Can.

El grupo de los juegos aborígenes posee gran semejanza con el grupo de los deportes tradicionales; es equivalente en las categorías 2 y 3, debido a que se derivan de dos prácticas muy significativas, como es la lucha y el enfrentamiento con un palo. La distancia de guardia es nula en el caso de la lucha aborigen, y se traslada a distancia de guardia media para el enfrentamiento con palo, pero manteniendo esta lógica de la distancia muy corta. La categoría 5 (*lanzamiento y esquiva de piedras*) posee una distancia de guardia larga, pero en razón de la solución del problema motor, y justificada en su origen bélico y de preparación o aprendizaje. Como ya hemos comentado anteriormente a propósito de categorías relacionadas con el espacio, en la cultura aborigen prima una distancia de guardia que se corresponde con prácticas de sociedades que regulan adecuadamente las distancias sociales propias de su estructura social y las marcas o logros se configuran bien definidos; téngase en cuenta que, en la sociedad de jefatura incipiente, como era la cultura aborigen canaria, es más factible la promoción de los individuos que la promoción de los grupos, esto podría explicar la ausencia de juegos de equipo, que hubiera comportado distancias de carga largas. En este sentido, Parlebas (1986) establece una relación con la distancia de guardia y la significación de la dignidad social.

El grupo de los juegos tradicionales poseería todas las categorías, si consideramos que la lucha fue también una práctica lúdica tradicional, aunque hoy exista como deporte tradicional. Destaca la concentración de muchas prácticas en la categoría 1, lo que indica que comparten una ausencia de la distancia de guardia o carga; sin embargo, advertimos que esta concentración no es homogénea respecto a otros apartados, como es el caso del objetivo motor prioritario (véase gráfica). La separación de guardia o carga puede comportar una variación en la distancia que permita la regla, pues, socialmente, el jugador escoge la ampliación o reducción de esta distancia según sus decisiones estratégicas; de modo que, para entender la distancia de guardia/carga, es preciso conocer cómo se registra la marca o cómo se construye el sistema de resultados.

En la categoría 4 de cada uno de los grandes grupos de prácticas que se analizan se ha mantenido estable las actividades que emplean palos, variando respecto a las distancias de guardia según la longitud del palo; es decir, la distancia de guardia se reparte entre corta y media. Por su parte, es de importancia para la distancia de carga y de guardia la categoría 5, con *la pelotamano*; esta práctica contiene una distancia de carga larga, ocupando en la práctica un espectro de distancia media a larga, siendo posible según las circunstancias del juego y las decisiones estratégicas de los jugadores. Desde luego, la distancia de carga de la categoría 5 se estructura con mayor apertura social, pues, como veremos a propósito de los roles, permite que los jugadores actúen sin especialistas, aunque la costumbre ha reservado determinada actuación para los jugadores más seguros. Así, encontramos unas distancias adecuadas a la organización de los jugadores, los cuales tratan de responder a las exigencias de un espacio estructurado y de grandes dimensiones, y que necesita de la creación de espacios sociales de responsabilidad compartida (por ejemplo, los espacios que generan al desplazarse los jugadores de *vuelta*), porque, de lo contrario, no se podrían acometer los objetivos motores del juego.

Los deportes tradicionales recortan las opciones de categorías que poseía el grupo de los juegos tradicionales, y sustituyen las prácticas menos socializadas, de acción individual, por otras más codificadas y, en esta medida, socializadoras. Por ejemplo, la lucha aborigen fue una práctica de enfrentamiento entre dos personas, quizá ritualizada o de desafío en algún caso, como suele suceder en las sociedades de aquel grado de evolución cultural, pero que no poseía un sistema de organización que vinculara a otros luchadores, como podría serlo una práctica con un sistema de puntuación con memoria; por su parte, la lucha canaria deportiva ha llegado a codificar la intervención de los demás luchadores por medio de un sistema de puntuación y de competición. De modo que, a pesar de poseer distancias de guardia equivalentes, la *lucha canaria* deportiva usará la distancia nula (agarre) de manera diferente a la función de distancia nula de la lucha aborigen, pudiendo ilustrarse, en muchos casos y de manera paradójica, al comprobarse la actitud de los luchadores de evitar la lucha, incumpliendo el objetivo motor prioritario que tienen asignado. La razón deriva de que la lógica de la situación alcanza una mayor repercusión social debido a la repercusión que puede tener el resultado de una agarrada para la puntuación de equipo, y el espacio de enfrentamiento se relativiza.

Los *botes de vela latina* y los *barquillos* (categoría 5) poseen singularidades en la distancia de enfrentamiento, pues no se corresponde solamente con la cercanía física de los botes, sino también con el efecto del viento, pues éste proporciona posiciones de ventaja. El caso de las prácticas náuticas es muy singular, puesto que traslada el espacio de enfrentamiento fuera de las personas, construyéndose un espacio solidario común, que es el bote.

5. Temporalidad

La temporalidad es el resultado del empleo del tiempo, de cómo se estructura para los juegos y los deportes. Si el espacio revestía gran interés social, el tiempo no lo es menos, porque todas las culturas han mostrado diferencias en su concepción de lo temporal, sea cual sea el formato en el que presente, como ahora lo es el campo de lo lúdico, en sus versiones de los deportes y juegos tradicionales canarios. Hemos considerado las siguientes categorías para el análisis, partiendo de que el tiempo se aplica como elemento de consecución de logros, de codificación del desarrollo de una práctica motriz, y de participación en el juego o deporte.

GRUPOS CATEGORIALES
1. Tiempo marca
2. Con límite temporal

3. Sin límite temporal

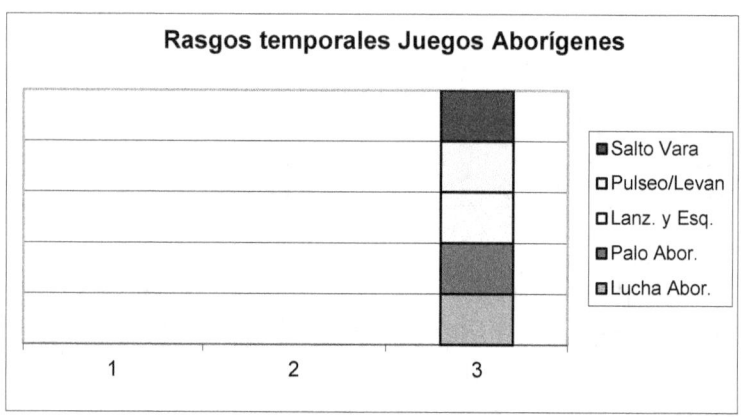

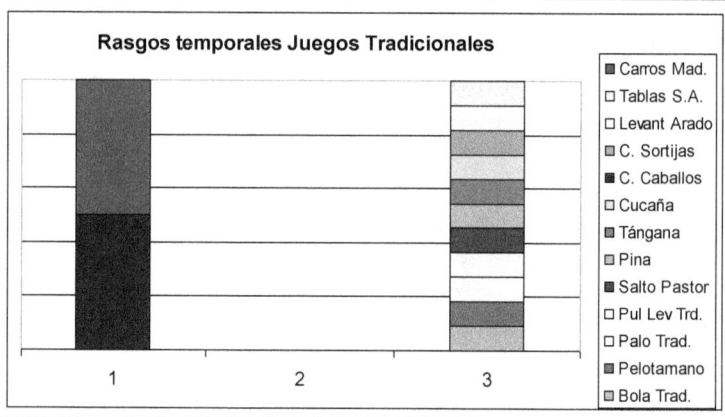

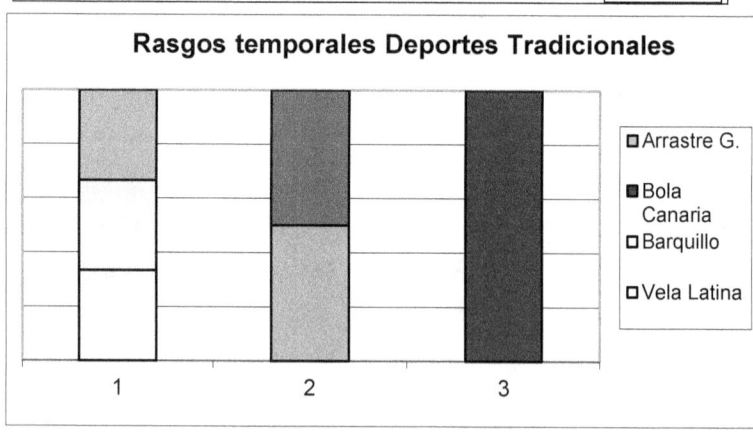

214

La superación temporal o espacio-temporal se corresponde con la idea moderna de tiempo y, por tanto, se justifica que esté ausente en los juegos aborígenes, empezándose a considerar en los objetivos motores de algunos juegos y deportes tradicionales (*arrastre de ganado, vela latina de botes* y de *barquillos, carros de madera, carrera de caballos*), y adquiere un carácter de constante en los deportes. La menor necesidad de segmentación temporal de una sociedad menos estructurada, como era la aborigen, podría justificar la ausencia de este rasgo en sus prácticas lúdicas; por el contrario, la mayor segmentación de una sociedad más evolucionada acaba reflejándose también en sus formas de entender los logros u objetivos lúdicos.

Para comprender el tiempo y cómo éste se estructura de manera tan lejana entre los juegos y los deportes, es preciso aludir a cómo estructuran los niños el juego infantil con reglas y, por otra parte, cómo se estructura el juego en la cultura. En primer lugar, el juego con reglas de la infancia no emplea el tiempo de manera codificada, lo aplica según el desarrollo (Piaget, 1946/1978: *intuitivo, de representación* y *lógico*), pero se debate entre un tiempo personal y, finalmente, en un tiempo social. El tiempo infantil de los juegos se aplica mediante el uso, que el niño aprende de la tradición; este tiempo posee un valor cualitativo pero exento de codificación. Por tanto, se puede jugar a juegos infantiles sin encontrar alusión explícita al tiempo en sus reglas. En el mundo de los juegos tradicionales de adultos es común encontrar un tiempo inserto en lo rural, estructurado por el trabajo y la vida rural; por ejemplo, *la pina* se jugaba durante los tiempos de descanso del pastoreo, o la organización de la finalización de los partidos de *pelotamano* o de *bola canaria*, cuando concluían el juego con la puesta del sol y la pérdida de luz del día. De modo que el tiempo como codificación no proviene de la infancia y la concepción del tiempo construida por el desarrollo, sino que esta concepción social del tiempo de los adultos procede de la estructuración de la memoria de los acontecimientos y de la necesidad de codificarlos, de la complejidad social derivada de la precisión de las relaciones sociales y agudizada por la evolución tecnológica.

La llegada de los europeos, en los siglos XV y XVI, supondría la aparición en la escena lúdica canaria de una concepción más cualitativa del tiempo, que hubo de reestructurar a lo lúdico aborigen con el paso del tiempo de manera sincrética, afectando al tiempo del desarrollo de la acción o acciones y al tiempo convencional del juego. Los trabajos de campo de otros pueblos muestran procesos semejantes al experimentado por los aborígenes canarios; el pueblo *sioux,* que se encontraba en un nivel semejante de evolución de jefatura que los canarios, a la llegada de los colonos a Norteamérica, no tenía en su lengua una sola palabra para definir el tiempo (E.T. Hall, 1959/1989:27), lo que da una idea de la construcción cultural de los conceptos y de la aplicación de lo temporal a su cultura; para Blanchard y Cheska (1986) el tiempo también es un elemento de seguimiento del cambio evolutivo de las culturas lúdicas.

Este fenómeno de cercanía o alejamiento de la concepción del tiempo es una cuestión de cómo acumular las experiencias en cuanto a duración y sucesión. La separación entre la cultura aborigen y la cultura peninsular, respecto al tiempo lúdico, fue el propio de la aceleración (González Alcantud, 1993:605) y de la manera de articular el tiempo vinculado al mito, frente a la distribución en un calendario institucionalizado. Los juegos aborígenes canarios no utilizaban el tiempo codificado, pero sí la memoria de lo acontecido temporalmente; de este modo, el tiempo de las acciones y de organización del juego obedecería a una relación mítica (Levi-Strauss, 1972), ritual, ligada al pasado, mientras que el tiempo de los europeos de la época era una mezcla de desacralización del tiempo y de uso especializado de las medidas del tiempo. Seguramente, la única coincidencia en cuanto a organización temporal, que redundara en lo festivo y en lo lúdico, proviniera de la distribución calendárica de las estaciones y las cosechas, cada cultura con sus referentes, pero basados en un mismo ritmo temporal.

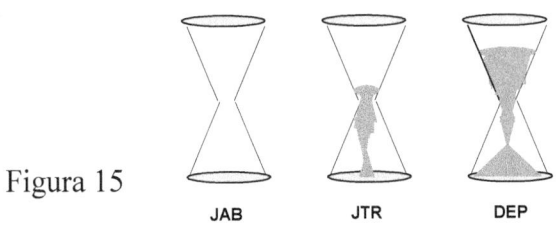

Figura 15

Por ello, a pesar de que la información sobre el desarrollo de los juegos aborígenes es escasa, nos aventuramos a situar los juegos de esta cultura en la categoría de "sin tiempo límite", ya que la acción adquiría valor fundamentalmente por su manera exitosa de resolverla, pues otro tipo de estructuración temporal no es común en el grado de evolución de las sociedades de jefatura. Por su parte, el grupo de los juegos tradicionales solamente incorpora una nueva categoría, respecto al grupo de los juegos aborígenes, pues los *carros de madera* y las *carreras de caballos* emplean el tiempo como marca, es decir fija su logro en definir quien consigue realizar el recorrido en menos tiempo. Sin embargo, el grupo de los deportes ya añade la nueva visión de temporalidad, y es la del deporte moderno; es decir: un tiempo codificado y un tiempo comparativo. La categoría nueva corresponde a una estructuración del tiempo consistente en limitarlo, lo cual comporta que las acciones de los luchadores han de adecuarse a un factor que, funcionalmente, provocarán aceleraciones o dosificaciones, pues ahora la idea del tiempo no es de un tiempo tradicional sino de un tiempo moderno, que se nutre de cuantificación, burocracia, especialización y pérdida de significado ecológico (Blanchard y Cheska, 1986).

6. Número de roles estratégicos

El número de roles estratégicos está directamente relacionado con el número de opciones para el desarrollo de la estrategia; se trata siempre de expectativas propias del juego que son esperadas por el resto de los jugadores, según las reglas. Por tanto, el rol estratégico es un concepto no siempre asociado al rol sociomotor.

GRUPO CATEGORIAL
1. Con un rol estratégico
2. Con dos roles estratégicos
3. Con tres roles estratégicos
4. Con cuatro roles estratégicos
5. Con más de cuatro roles estratégicos

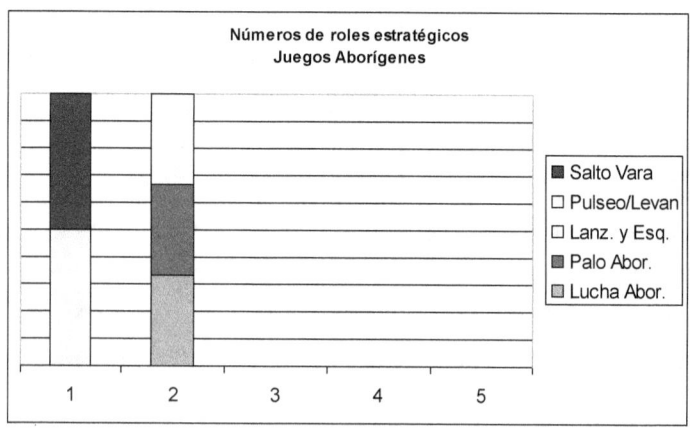

218

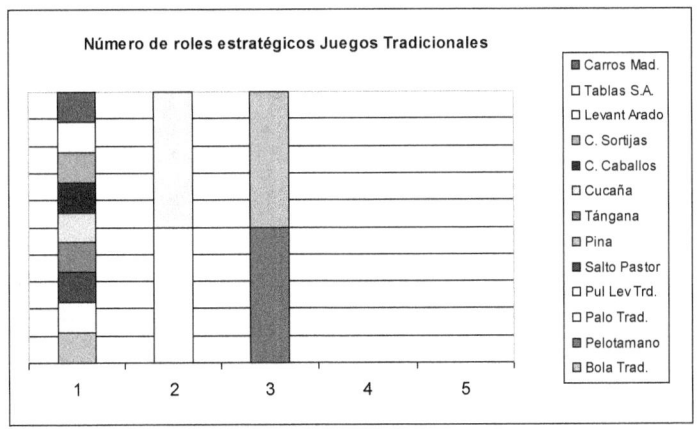

Número de roles estratégicos Juegos Tradicionales

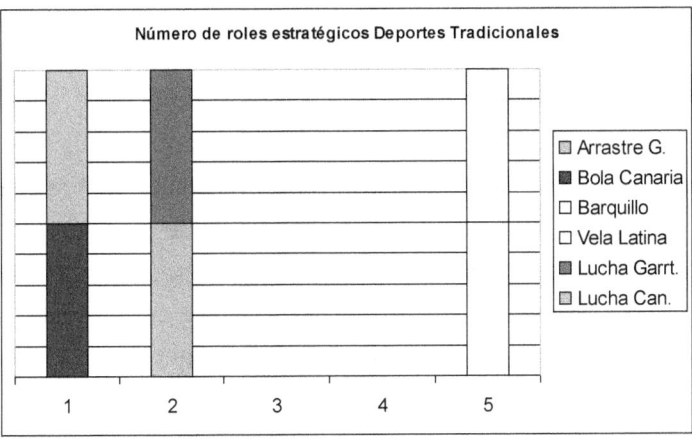

Número de roles estratégicos Deportes Tradicionales

El grupo de categorías de los juegos aborígenes se distribuye en las dos primeras categorías, debido a que se trata de prácticas de un único rol (prácticas psicomotrices) y con dos roles (prácticas basadas en el enfrentamiento entre dos personas). La escasa complejidad de los juegos aborígenes se puede justificar porque se trata de una sociedad que ejerce un control social rígido, lo que se refleja en un entramado de relaciones muy reducido y, como consecuencia, lleva consigo un número de roles mínimo de sus prácticas motrices lúdicas, ya que no es necesaria una mayor organización estratégica para resolver los problemas motores que plantean.

219

El grupo de juegos tradicionales incorpora una nueva categoría (3), en la cual se ubican *la pina* y *la pelotamano*, con tres roles. En *la pina* se aprecia una correspondencia entre el número de roles y la estricta organización del juego (jugador poseedor de la pina, jugador del equipo que posee la pina, y jugador adversario), mientras que llama la atención la distribución de roles del juego de *pelotamano*, pues, aunque el número de roles es, igualmente, de tres, su organización estratégica es más compleja y, desde el punto de vista funcional, podríamos mencionar tres roles estratégicos más, ya que el *botador* y el *salto* suelen ser especialistas y, en cierta medida, también el *vuelta*. Por su parte, la concentración en la categoría 1 parece indicar una continuidad de las prácticas aborígenes individuales con otras similares que se añaden (*salto del pastor, levantamiento de arado*), vinculadas en ambos casos con el mundo rural. En particular, hemos de señalar que los casos de *tángana* y *bola canaria* que, aún perteneciendo a la misma categoría 1, su único rol estratégico se desempeña en un contexto de interacción en alternancia, lo que da lugar a una mayor variabilidad estratégica.

Los deportes tradicionales coinciden en las dos primeras categorías con los juegos aborígenes, aunque con prácticas distintas; en el caso de los deportes, la categoría 1 muestra un solo rol, pero, por ejemplo, en el caso de la *bola canaria*, en el desarrollo de la estrategia podemos encontrar la figura del *arrimador* o del *embochador*. La novedad viene de la categoría 5, con más de cuatro roles, a cargo de los *botes de vela latina* y los *barquillos*, cuyo número roles es el producto de la complejidad y de la especialización de las labores del manejo de la embarcación basadas en la acción de colaboración.

Un aspecto de gran interés se centra en la transición de roles, o manera efectiva como los jugadores cambian de un rol a otro durante el desarrollo del juego. Habitualmente, la transición de roles se da de manera separada entre los jugadores, pero en el caso de las embarcaciones de vela latina, esta transición ha de darse de forma coordinada, debido a que no es posible realizar maniobras sin la cooperación de una parte de la tripulación.

En síntesis, la comparación de los roles estratégicos entre los tres grupos muestra semejanza, salvo las diferencias en la categoría 3 para los juegos tradicionales, donde la actividad lúdica se realiza en grupos y con simultaneidad en sus acciones; y la categoría 5 para los deportes tradicionales, asociada a la presencia de una embarcación que demanda un manejo especializado, que da lugar a un nivel de organización que exige roles diferentes.

7. Red de interacción de marca

El conjunto de relaciones que definen las redes de comunicación de los deportes y juegos tradicionales canarios comportan, a su vez, una manera de obtener el éxito de las acciones de juego que reporta una marca o puntuación. De esta manera, surgen tres grupos de interacciones de marca para instaurar los aciertos o fallos que revierten en puntuación en los deportes y juegos deportivos y, en algunos juegos, sólo cambios de rol. Hemos considerado el siguiente grupo con sus categorías:

GRUPO CATEGORIAL
1. Sin red de interacción de marca
2. Red de interacción de marca antagónica
3. Red de interacción de marca cooperativa

4. Red de interacción de marca mixta

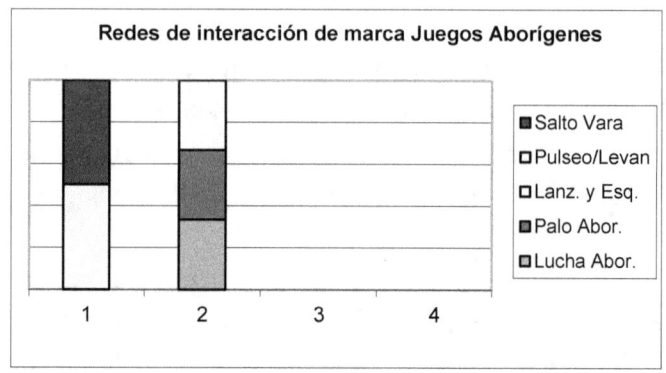

Redes de interacción de marca Juegos Aborígenes

- Salto Vara
- Pulseo/Levan
- Lanz. y Esq.
- Palo Abor.
- Lucha Abor.

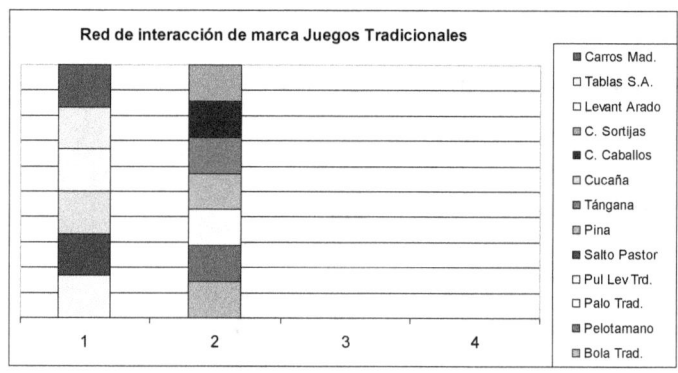

Red de interacción de marca Juegos Tradicionales

- Carros Mad.
- Tablas S.A.
- Levant Arado
- C. Sortijas
- C. Caballos
- Cucaña
- Tángana
- Pina
- Salto Pastor
- Pul Lev Trd.
- Palo Trad.
- Pelotamano
- Bola Trad.

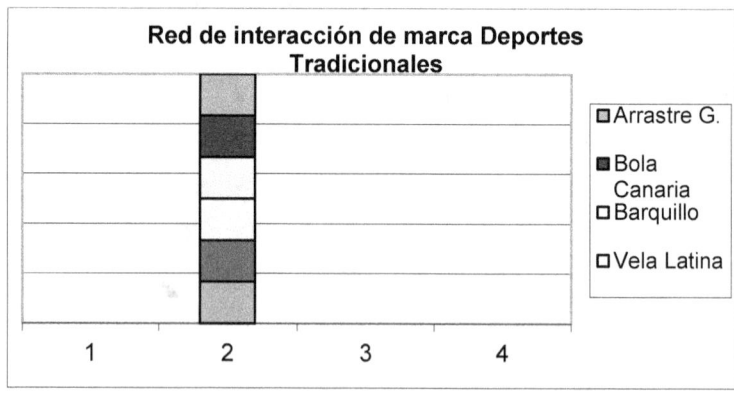

Red de interacción de marca Deportes Tradicionales

- Arrastre G.
- Bola Canaria
- Barquillo
- Vela Latina

Tras un vistazo a la agrupación comparada del conjunto de las prácticas, se aprecian dos subgrupos; el primero lo componen las prácticas sin interacción de marca (juegos aborígenes: *salto de vara, levantamiento de piedra;* juegos tradicionales: *tablas de san Andrés, cucaña, saltos del pastor,* y *levantamiento de arado, levantamiento de piedra*), y en el que no forman parte ninguno de los deportes; por su parte, el segundo subgrupo está compuesto por la interacción de marca antagónica, que incumbe a tres prácticas aborígenes, ocho juegos tradicionales, y los seis deportes tradicionales. La ausencia de las categorías 3 y 4, correspondientes a la interacción de marca cooperativa y la interacción de marca mixta indica que las prácticas canarias tradicionales carecen de interacciones cooperativas o la unión de la interacción antagónica y la cooperativa en las que se adquiera una valoración o puntuación por estos motivos; en este sentido, hemos de confirmar que la estructuración del éxito individual no revierte complejidad a la hora de transformar la marca en puntuación, mientras que sí podemos encontrar esta complejidad cuando se articula el sistema de puntuación, como ocurre, por ejemplo, con *la pelotamano.*

La pregunta es por qué esta concentración en la interacción de marca antagónica de la categoría 2. Se trata de una muestra más de la ausencia de ambigüedad de la sociedad cuando algo está en juego; con esta tendencia social de evitación de la ambigüedad, asistimos a cómo el éxito, medido en puntuación, se centra en un jugador y no en un grupo que suma los éxitos de manera parcial o de manera mixta. No es una casualidad que el deporte posea interacción de marca antagónica, pues establece el éxito en el individuo (golpeo con un palo, derribo de un oponente, lanzamiento de una bola que mejora las anteriores y decide uno o más puntos, etc.).

Como podemos apreciar, el deporte confirma su mensaje social: vencer sobre el oponente, y acumular la ventaja que marque la diferencia para clarificar, sin ningún tipo de dudas, quién es el mejor y, como consecuencia, qué equipo es el mejor. No podemos afirmar, por el contrario, que esta exclusividad mostrada por el deporte en la interacción de marca sea un producto del deporte moderno, sino de las prácticas de adultos en las que se dilucida algo más que solamente la diversión y el entretenimiento, pues formas de marca antagónica encontramos también en los juegos aborígenes y en los juegos tradicionales en los que hay enfrentamiento entre dos personas.

8. Tipos de soporte de marca

El soporte de marca constituye la estructura que se define según se va estableciendo la marca o puntuación, de modo que, en este apartado del análisis interno, las prácticas tradicionales canarias nos muestran cómo se distribuyen entre la ausencia de marca (actividades sin interacción de marca) y la marca basada en la puntuación o el tiempo, o en ambas cosas. Se han analizado las siguientes categorías:

GRUPO CATEGORIAL
1. Sin soporte de marca
2. Soporte de marca con puntuación límite
3. Soporte de marca con tiempo límite
4. Soporte de marca con puntuación y tiempo límite

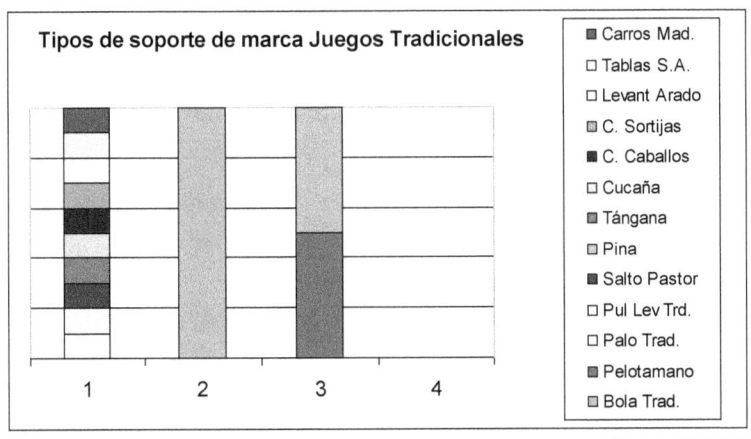

Tipos de soporte de marca Juegos Tradicionales

■ Carros Mad.
□ Tablas S.A.
□ Levant Arado
▨ C. Sortijas
■ C. Caballos
□ Cucaña
▨ Tángana
□ Pina
■ Salto Pastor
□ Pul Lev Trd.
□ Palo Trad.
▨ Pelotamano
▨ Bola Trad.

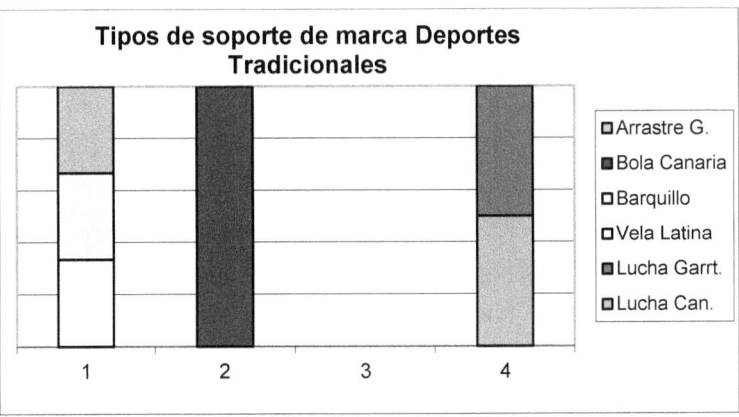

Tipos de soporte de marca Deportes Tradicionales

□ Arrastre G.
■ Bola Canaria
□ Barquillo
□ Vela Latina
■ Lucha Garrt.
□ Lucha Can.

Al desconocer cómo se establecían los soportes de marca en el período aborigen, debido a la falta de información de los cronistas e historiadores, dejaremos fuera del comentario a este tipo de prácticas, aunque, sin duda, debieron de fundamentarse en alguna manera de marcar la ventaja en correspondencia a la pérdida del adversario. Desde el punto de vista estructural, podemos afirmar que los juegos aborígenes que poseen interacción antagónica debieron poseer un soporte de marca; la cuestión, ahora, sería discutir cuál pudo ser, si fue basado en puntuación o en tiempo. Es conocido que el uso institucionalizado del tiempo no se encuentra en las sociedades de jefatura (Blanchard y Cheska, 1986), sino que surge asociado al modelo del deporte moderno. Por ello, como

225

hipótesis y a la luz del análisis praxiológico, nos inclinamos por una marca establecida a partir de una victoria única o más de una, pero dentro de un sistema simple de marca.

La distribución del soporte de marca de los juegos tradicionales exige una explicación precisa, porque estamos ante formas tradicionales de apreciación y organización del tiempo, pues se trata más del uso del tiempo dentro de los márgenes de la costumbre, como, por ejemplo, el tiempo del arrastre de una tabla, que supone un uso ajustado a la costumbre y un registro de soporte implícito, aunque no formalizado. Por consiguiente, distinguiremos tres grupos de juegos tradicionales; uno de ellos, sin soporte de marca (*tablas de san Andrés, levantamiento del arado, levantamiento de piedra, carrera de caballos, cucaña, salto del pastor* y *palo tradicional*); otro grupo (categoría 2) basado en la puntuación (*carrera de sortijas, bola tradicional, pina,* y *pelotamano*); y un último grupo basado en el tiempo (*carros de madera*). Además, aparece una excepción en el caso de la *bola tradicional,* con la existencia de más de un soporte de marca; nos referimos al sistema de competición de la *bola canaria* en su modalidad no deportiva o tradicional, que se realiza en la competición que organiza el Cabildo de Lanzarote, donde se organiza la competición mediante un sistema mixto en el que si no se consigue la victoria a través de la puntuación límite establecida, se opta por declarar vencedor al equipo que lleve ventaja al finalizar un tiempo límite, que suele ser de dos horas

Por su parte, los deportes incorporan una nueva categoría más respecto al grupo anterior en el caso de la *lucha canaria* y la *lucha de garrote*, pues estas prácticas tratan de estructurar el enfrentamiento con mayor precisión; no basta con dilucidar quién es mejor, sino, además, se han de realizar las acciones dentro de un tiempo.

226

9. Sistema de tanteo

El sistema de tanteo resulta una estructuración de los logros y circunstanciales que alcanzan y obtienen los jugadores, previstas explícitamente por las reglas de juego, tanto por lo que se refiere al desarrollo de todas las posibilidades como a la designación de los ganadores y perdedores.

GRUPO CATEGORIAL
1. Sin tanteo
2. Con tanteo final total
3. Con tanteo parcial acumulativo progresivo
4. Con tanteo parcial acumulativo progresivo-regresivo

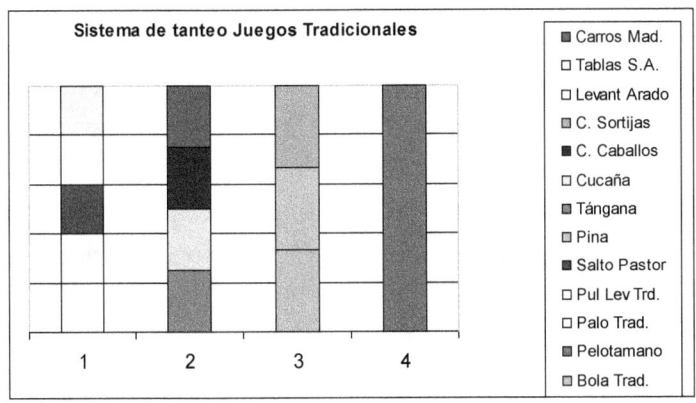

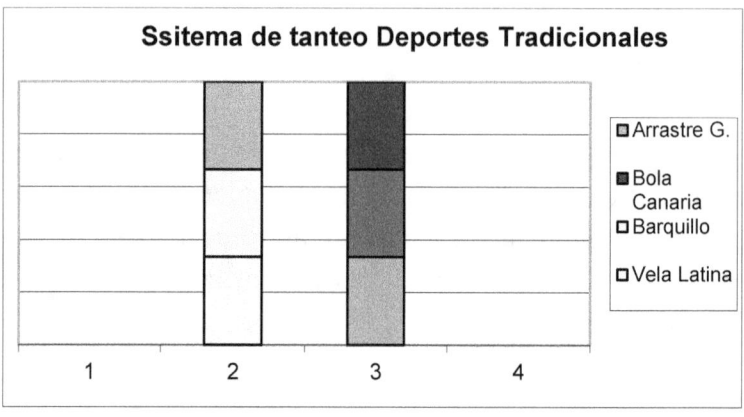

Ssitema de tanteo Deportes Tradicionales

Legend:
- ☐ Arrastre G.
- ■ Bola Canaria
- ☐ Barquillo
- ☐ Vela Latina

La diferencia entre una cultura que posea en sus juegos una baja estructuración, con ausencia de sistemas de tanteo o puntuación, frente a otra cultura con moderada o alta estructuración, estriba en las significaciones que acompañan a cada uno de los casos. Tomemos un ejemplo con el *salto del pastor*; en esta práctica, no existe sistema de tanteo, y su presencia en la fiesta, el entretenimiento o el trabajo ha traído consigo, fundamentalmente, la atribución de una significación lúdica y más o menos enmarcada en cierto prestigio social para el resultado de la práctica. Esta significación es la que atribuyen hoy en día sus practicantes, pues rechazan la organización competitiva e institucional de su actividad. Por el contrario, si tomamos el ejemplo de *pelotamano*, todo el sistema de tanteo muestra una elaboración y estructuración conducente a determinar, con claridad, qué equipo resulta ganador o perdedor, independientemente de que los jugadores jugasen por pura diversión o motivados por estar inmersos en un sistema de competición.

Por ello, es lógica la relación existente entre juegos no estructurados y deportes y juegos estructurados en lo concerniente al sistema de tanteo. El efecto social que produce el sistema de tanteo es mayor que el producido en un juego que no disponga de él. No se trata de entender esta idea de presencia o ausencia del sistema de tanteo como una actividad pendiente de desarrollarse frente a una actividad madura y evolucionada, sino como dos realidades diferentes con distintas significaciones, igualmente válidas para la sociedad, aunque la existencia de un sistema de tanteo lleve consigo una atención social más elocuente.

Por otra parte, y en cuanto a ausencia de sistemas de tanteo, las prácticas aborígenes canarias quedan explicadas por nuestra interpretación recurrente de que la sociedad canaria del siglo XV (*jefatura*) no alcanzaba un grado de evolución cultural en el que fuera común la solución derivada de sistemas de complejidad social como es el sistema de registro, bien sean de puntos o de *marcas*.

Según todo lo anterior, la razón de que existan tres categorías para diferenciar formas de tanteo, expresa que, a su vez, la estructuración del sistema de tanteo también ofrece alternativas internas. Así, la categoría "con tanteo final total" indica un modelo donde no hay acumulo parcial de tanteo, si no que el resultado viene determinado por la supremacía espacial o temporal de uno de los participantes (*vela, carrera de caballos*) a la finalización de la competición; por su parte, la categoría "con tanteo parcial acumulativo progresivo" refleja la concepción de un sistema de tanteo lineal; por último, la categoría "con tanteo parcial acumulativo progresivo-regresivo" indica la concepción de un sistema de tanteo que es capaz de avanzar pero que admite la posibilidad de recuperación del adversario hasta el punto de que el modelo le permita reequilibrar el tanteo temporalmente anterior (juego de *pelotamano*). Los deportes tradicionales canarios sólo se concentran en dos categorías, todas ellas aferradas a modelos que eviten cualquier ambigüedad, rechazando la posibilidad de reequilibrio en proceso de obtención de la ganancia que se registra en el sistema de tanteo.

El sistema de tanteo hemos de entenderlo como un verdadero sistema de registro que deja una memoria de los resultados. Parece la forma más frecuente de jugar de los adultos, lo cual proviene del tipo de comunicación que predomina en las culturas; el 89,6% de los juegos analizados en el Proyecto Europeo Cultura 2000 son juegos que tienen un final establecido y una memoria de registro (Lavega et al. 2006: 31).

La comparación entre los grupos de juegos tradicionales y los deportes tradicionales ha mostrado la amplitud de opciones que poseen los primeros frente a los segundos, pues el grupo de los deportes sólo se concentra en dos categorías. La razón de esta diferencia reside en que el deporte moderno ha simplificado la manera como dilucidar quién es el vencedor; para ello, el deporte ha elegido un modelo basado en la claridad de la confirmación de la ventaja espacial (*vela latina de botes, barquillos*), temporal (*arrastre de ganado*) o la acumulación de resultados (*bola canaria, lucha de garrote, lucha canaria*).

Resulta muy relevante, el caso del sistema de tanteo del juego de *pelotamano*, que ocupa en solitario una categoría inédita. Este juego tradicional posee un tanteo parcial, acumulativo, progresivo-regresivo, de modo que el marcador puede aumentar y disminuir, según el desarrollo del juego, lo cual le convierte en una rareza en el conjunto de los deportes y juegos tradicionales canarios. ¿Cómo podemos explicar el sentido de este sistema de tanteo? En nuestra opinión, consideramos que la respuesta está en reconocer la función que cumple dentro del juego. Un sistema de tanteo que permite restar puntos permite que el juego se prolongue y, de esta forma, se reequilibre y aproxime la posibilidad de mejora en la distribución de oportunidades del equipo con menos puntuación. Esta fórmula es poco frecuente en los juegos motores; habría que remontarse a los juegos de lanzamiento de venablo de los polinesios, como el lanzamiento de Tikopia (Firth. en Lüschen y Weis, 1976), para encontrar un caso semejante. No obstante, este tipo de fórmula es más habitual en juegos de mesa. Centrados en *pelotamano*, la prolongación del juego gracias a un sistema que permite la regresión de la puntuación acumulada en contra refuerza la función original de entretenimiento del juego, pues dificulta que el juego pueda terminar rápidamente por motivo de alcanzar un determinado marcador.

En algunas prácticas motrices el sistema de tanteo no se limita al soporte de la puntuación, sino que puede llegar a comportar uno o varios supersistemas que reorganizan los resultados conseguidos en una nueva estructura de aciertos. Así, en la *lucha Canaria,* los resultados de cada agarrada se trasladan a diversas estructuras de luchada llamadas *todos contra todos, lucha corrida, desafío,* o *de tres las dos mejores* y, dentro de esta última, los resultados de cada agarrada entre dos luchadores determinará la eliminación de uno de ellos y la continuidad en la competición del vencedor, además de aportar una puntuación parcial a favor del equipo del vencedor, la cual tendrá una repercusión directa en el resultado final de la luchada.

CONSIDERACIONES FINALES.

Este trabajo está construido desde una perspectiva praxiológica, que supone una propuesta inicial acorde con el conocimiento teórico que se posee, la realidad histórico-cultural y evolutiva; y el tipo de actividades existentes en la actualidad.

Las prácticas tradicionales que encontramos en Canarias constituyen tres grandes grupos: juegos aborígenes, juegos tradicionales y deportes tradicionales, los cuales muestran distintas estructuras internas, conteniendo claves socioculturales que caracterizan y diferencian a estas prácticas motrices. De este modo la motricidad representa un indicador necesario para el análisis de las praxis motrices de las culturas, pues ofrece una visión específica, que corresponde a la motricidad y cómo se construye.

Con el análisis praxiológico comparado, hecho a partir de catorce apartados, hemos podido comprobar las claves de las semejanzas y diferencias entre los juegos aborígenes, los tradicionales y los deportes que se han practicado y practican en Canarias.

Los catorce apartados o aspectos utilizados para el análisis se han revelado como muy pertinentes y valiosos tanto para conocer los rasgos estructurales de las distintas prácticas como su evolución a través del tiempo.

Un aspecto o apartado que merece la pena considerar es el de la interacción motriz ya que nos encontramos que del total de las veinticuatro tipos de prácticas analizadas una es de carácter cooperativo (las Tablas de San Andrés); dos de intermotricidad alterna (la Bola tradicional y la Bola canaria); siete de oposición (Lanzamiento y esquiva de piedras, Palo y Lucha aborigen, Carreras de caballos, Palo tradicional, Lucha del garrote y Lucha Canaria); cuatro de cooperación – oposición (Pelotamano, Pina, Barquillos y Botes de vela latina) y las doce restantes psicomotrices.

El grado de estandarización del espacio se manifiesta de la siguiente manera en las distintas prácticas: Tres en espacio estandarizado y con incertidumbre (Cucaña, Barquillos y Botes de vela latina); dos con espacio no estandarizado y con incertidumbre (Tablas de San Andrés y Salto del pastor); siete en espacio estandarizado y sin incertidumbre (Arrastre de ganado, Bola tradicional y Bola canaria, Carros de madera, Lucha canaria, Lucha del garrote y Pelotamano) y los doce restantes en espacio no estandarizado y sin incertidumbre

La intervención en el espacio de los participantes tiene lugar de manera que cinco se practicas se hacen en un espacio individual (Salto de vara y Levantamiento de piedra aborigen y Levantamiento del arado, Carreras de sortijas y Carros de madera); una en un espacio separado (Lanzamiento y Esquiva de piedra) y los restantes en espacio común

Por lo que respecta al número de roles estratégico-motores que pueden asumir los participantes en las distintas prácticas su distribución es como sigue: Dos practicas tienen más de cuatro roles (Barquillos y Botes de vela latina), dos tiene tres roles (La pina y La pelotamano), siete tiene dos roles (Lanzamiento y esquiva de piedras, Lucha y Palo aborigen, Palo tradicional y Tablas de San Andrés, Lucha canaria y Lucha del garrote) y el reto con un único rol.

El sistema de tanteo es uno de los rasgos del que no conocemos su existencia en los juegos aborígenes, por lo que sólo podemos hacer referencia a las diecinueve prácticas restantes. Se distribución tiene lugar en cuatro tipos diferentes y de la siguiente manera: Cinco sin tanteo (Levantamiento del arado, Pulseo y levantamiento de piedra, Palo tradicional, Salto del pastor y Tablas de San Andrés); siete con tanteo final total (Carreras de caballos, Carros de madera, Cucaña, Tángana, arrastre de ganado, Barquillos y botes de vela latina); seis con tanteo parcial acumulativo (Carreras de sortijas, Pina, Bola tradicional, Bola canaria, Lucha Canaria y Lucha del Garrote) y un con tanteo parcial acumulativo progresivo-regresivo (Pelotamano)

El sistema de competición tampoco existe en los juegos aborígenes. Y su distribución es la siguiente: Cuatro con competición individual (Arrastre de ganado, Carreras de caballos, Carreras de sortijas y Carros de madera), otros cuatro con competición por equipos (Barquillos y Botes de vela latina, Bola canaria y Bola tradicional) y dos con sistemas mixtos (Lucha canaria y Lucha del garrote). Y las nueve prácticas restantes carecen de competición

Otro aspecto de gran interés es el referido al proceso de institucionalización, en tanto que organización social (federación, asociación deportiva o cultural, club deportivo…), que en gran medida nos sirve referencia para conocer tanto su organización y estructuración como el grado de implantación social.

Analizando al conjunto de las veinticuatro prácticas que conforman el presenta catálogo, observamos que cinco de ellas al ser prácticas aborígenes no se conoce cuál era dicha organización, aunque cabe pensar que carecían del tipo de organización al que estamos refiriéndonos. Del resto de las diecinueve prácticas que nueve poseen algún tipo de organización social institucionalizada. Ocho poseen Federación deportiva acogidas al amparo de la Dirección General de

Deportes: De ellas seis son deportes (Arrastre de ganado, Bola canaria, Barquillos de vela latina, Botes de vela latina, Lucha canaria y Lucha del garrote) y dos no son deportes por carecer de competición (Juego del Palo canario y Salto del pastor). Y una está organizada como asociación (Carros de madera).

Merece ser destacado el hecho de que la institucionalización ha tenido lugar, fundamentalmente, en las últimas décadas a raíz de la promulgación de Ley Canaria del Deporte en 1997, si bien con anterioridad existía otro tipo de organización especialmente en la Lucha canaria desde los años mil novecientos cuarenta y tres y también posteriormente los botes de vela latina y el Juego del palo canario

La relación de fuentes documentales que se ofrece sobre los deportes y juegos tradicionales canarios, además de la bibliografía utilizada, está compuesta por más de setenta documentos la gran mayoría de Lucha canaria, y el resto, de algunas prácticas en particular (como la Bola canaria, los Barquillos y los Botes de vela latina, el Juego del palo canaria y la Lucha del garrote y el Salto del pastor), o de varias de ellas tratadas de forma conjunta

El caso canario es un ejemplo de cómo se interpreta la tradición y se plasma en la manera de jugar, a través del desarrollo de la lógica interna de los deportes y juegos tradicionales, que hemos podido constatar desde los juegos aborígenes, pasando por la tradición del mundo de los juegos, hasta los deportes modernos. Los ejemplos que hemos tomado para incidir en esta idea –interacción motriz, red de comunicación motriz, y temporalidad– muestran relaciones comparadas de comunicación y usos de tiempo capaces de entender las diferencias entre la cultura aborigen, la cultura rural y la cultura deportiva, así como construcciones derivadas de cómo obtener el logro y cómo reflejar el registro o memoria de los resultados de las prácticas motrices.

Como última consideración relacionada con el trabajo hecho para la elaboración del presente catálogo cabe decir, que es posible, que prácticas no consideradas en este catálogo, puedan ser incluidas en un futuro por conseguir aquellos rasgos de singularidad estructural, tradición por transmisión intergeneracional o constituirse en juego motor o deporte, en un futuro más o menos lejano dependiendo de la actividad y su evolución y desarrollo.

BIBLIOGRAFÍA

Abreu y Galindo, Fray J. (1602). *Historia de la Conquista de las Siete Islas Canarias.* Edición crítica por Alejandro Cioranescu. Santa Cruz de Tenerife: Goya. 1977.

Alonso, M. (1986). *Diccionario medieval español: desde las Glosas Emilianenses y silenses (S. X) hasta el siglo XV.* Salamanca: Universidad Pontificia de Salamanca.

Amador, F. (1994) *Estudio praxiológico de los deportes de lucha. Análisis de la acción de brega en la Lucha Canaria.* Universidad de Las Palmas de Gran Canaria. Las Palmas de Gran Canaria. Tesis doctoral.

Amador, F. (1996). *Manual completo de lucha canaria.* Las Palmas de Gran Canaria: EDECA.

Amador, F., Castro, U. y Álamo, J.M. (Coordinadores) (1997). *Luchas, deportes de combate y juegos tradicionales.* Madrid: Gymnos.

Antequera, F. J. (1989). *La lucha canaria en La Palma.* Santa Cruz de Tenerife: Servicio de publicaciones de Cajacanarias.

Antequera, F. J. (1996). *La lucha canaria. Algo más que un deporte.* Santa Cruz de Tenerife: Centro de la Cultura Popular Canaria.

Aragao, A. (1989). *A Madeira vista por estranjeiros*. Funchal: Secretaria Regional de Educaçao e Cultura. Direcçao Regional dos Asuntos Culturais.

Arias Marín de Cubas, T. (1687). *Historia de las siete islas de Canaria*. Las Palmas de Gran Canaria: Real Sociedad Económica de Amigos del País. Edición de 1986.

Aznar, E. (1990). *Pesquisa de Cabitos*. Edición crítica del autor. Las Palmas de Gran Canaria: Cabildo Insular de Gran Canaria.

Bayer, C. (1986). *La enseñanza de los juegos deportivos colectivos*. Barcelona: Hispano Europea.

Betancor, M. A. (1990). El levantamiento del arado, una manifestación de fuerza entre lo físico y lo social. En VV.AA., *Actas de las I Jornadas de Juegos y Deportes Autóctonos de Canarias*. (pp.237-241). Las Palmas de Gran Canaria: IEFC y Universidad de Las Palmas de Gran Canaria.

Bethencourt Alfonso, J. (1911). *Historia del Pueblo Guanche*. Tomo II. Edición anotada por Manuel Fariña. Santa Cruz de Tenerife: Lemus. 1994.

Blanchard, K. y Cheska, A. (1986). *Antropología del deporte*. Barcelona: Bellaterra.

Blázquez, D. (1982). Elección de un método en Educación Física. Las situaciones problema. *APUNTS. Educación Física y Deportes* (19), 91-99.

Bloom, B. (1956). *Taxonomía de los objetivos de la educación*. Buenos Aires: Troquel. Edición en español de 1975.

Bombín, L. y Bozas, R. (1976). *El gran libro de la pelota*. vol. I. Madrid: Delegación Nacional de Educación Física y Deportes y Caja de Ahorros de San Sebastián.

Bonnet, S. F. (1945). Un canario en el combate naval de La Habana de 12 de octubre de 1748. *Revista Museo Canario*. julio-septiembre.

Borrador de Reglamento de la Federación de Lucha del Garrote Canario. Reglamento técnico. Propuesta definitiva de 2002.

Botanz, R. y equipo (1990). Las pruebas de fuerza con piedras en Canarias. En VV.AA., *Actas de las I Jornadas de Juegos y Deportes Autóctonos de Canarias.* (pp. 225-233). Las Palmas de Gran Canaria: IEFC y Universidad de Las Palmas de Gran Canaria.

Caballero, F. (1996). *Documentos episcopales canarios.* VI. Las Palmas de Gran Canaria: Real Sociedad de Amigos del País.

Caillois, R. (1986). *Los juegos y los hombres.* México: Fondo de Cultura Económica. Edición de 1967.

Cardona, A. (1995). *Juegos y deportes vernáculos y tradicionales canarios.* Las Palmas de Gran Canaria: Ediciones del Cabildo Insular de Gran Canaria.

Caro, R. (1626). *Días geniales o lúdicos.* vol. II. Madrid: Espasa-Calpe. 1978.

Caro Baroja, J. (1986). *El estío festivo.* Madrid: Taurus.

Castro, U. (1994). Las tablas de San Andrés. En VV.AA., *Juegos Deportivos Tradicionales* (pp. 95-125). Santa Cruz de Tenerife: Centro de la Cultura Popular Canaria.

Castro, U. (1997). Introducción a los juegos y deportes tradicionales de Canarias. En VV.AA. *Propuestas metodológicas para la enseñanza de los juegos y deportes autóctonos y tradicionales canarios.* (pp. 11-55). Santa Cruz de Tenerife: Dirección General de Deportes del Gobierno de Canarias y la Escuela Canaria del Deporte.

Castro, U. (1997). Pruebas de fuerza. En VV.AA., *Propuestas metodológicas para la enseñanza de los juegos y deportes autóctonos y tradicionales canarios.* (pp.91-102). Santa Cruz de Tenerife: Dirección General de Deportes del Gobierno de Canarias y la Escuela Canaria del Deporte.

Castro, U. (2001). *Estudio etnográfico y de la lógica de las situaciones motrices de un juego tradicional desaparecido: La Pina.* Departamento de Educación Física. Universidad de Las Palmas de Gran Canaria. Las Palmas de Gran Canaria. Tesis doctoral.

Castro, U. y Betancor, M. (1995). Recreación y juegos tradicionales. En VV.AA., *Actividades Físico-Deportivas y Recreativas*. (pp. 228-256). Santa Cruz de Tenerife: Dirección General de Deportes del Gobierno de Canarias y la Escuela Canaria del Deporte. Santa Cruz de Tenerife.

Cioranescu, A. (1986). *Antonio de Viana. Conquista de Tenerife*. Santa Cruz de Tenerife: Interinsular Canaria. Edición crítica.

Concepción, J. L. (1984). *Costumbres, tradiciones y remedios medicinales canarios*. La Laguna: Asociación cultural de las Islas Canarias.

Corominas, J. y Pascual, J. A. (1980). *Diccionario crítico etimológico castellano e hispánico*. Madrid: Gredos.

Covarrubias, S. de (1611). *Tesoro de la lengua castellana o española*. Barcelona: Alta Fulla. Edición de Martín Riquer, 1998.

De Mata, J. (1946)- El capítulo de Canarias en la □Crónica de Juan II□. *Revista de Historia*. (73), enero-marzo. 1-9.

Diccionario de Ciencias del Deporte (1992). Málaga: Unisport.

Diem, K. (1966). *Historia de los deportes*. Barcelona: Luis de Caralt.

Diem, K. (1973). Orígenes rituales. Revista *Citius, altius, fortius*. (vol. XV), 259-272.

Döbler, H. y Döbler, E. (1975). *Juegos menores*. La Habana: Pueblo y Educación.

Domínguez, J. (1989). *Introducción a la Historia de la Lucha del Garrote*. Las Palmas de Gran Canaria: Dirección General de Deportes del Gobierno de Canarias.

Domínguez, J. (1995). *Lucha de garrote* (catón). Las Palmas de Gran Canaria: Dirección General de Deportes del Gobierno de Canarias.

Domínguez, J. (1997). *Juego de la Lata (Garrote) y el Juego del Palo en Lanzarote*. Las Palmas de Gran Canaria: Cabildo Insular de Lanzarote y Centro de la Cultura Popular Canaria.

Domínguez, J. (2000). *Lucha de garrote* (catón). Las Palmas de Gran Canaria: Dirección General de Deportes del Gobierno de Canarias y Centro de la Cultura Popular Canaria.

Douglas, M. (1996). *La aceptabilidad del riesgo según las ciencias sociales*. Barcelona: Paidós. Edición. original inglesa de 1985.

Eichel, F. (1973). El desarrollo de los ejercicios corporales en la sociedad prehistórica. Rev. *Citius, altius, fortius*. (vol. XV), 95-134.

Eppensteiner, F. (1973). El origen del deporte. Revista *Citius, altius, fortius*. (vol. XV), 259-272.

Espinosa, Fray Alonso de (1591). *Historia de Nuestra Señora de Candelaria*. Santa Cruz de Tenerife: Ediciones Goya. Edición de 1980.

Etxebeste, J. (1995). Aproximación al estudio de los juegos y deportes de Euskal-Herria. En *Actas del segundo congreso de las ciencias del deporte, la educación física y la recreación*. (pp. 83-91). Lléida: INEFC-Lléida.

Etxebeste, J. (2001). *Les jeux sportifs. Éléments de la socialisation traditionelle des enfants du Pays Basque*. U.F.R. de Sciencies Humaines et Sociales. Université París V- René Descartes. Tesis doctoral.

Fernández Castañeyra, R. (1884). *Memoria sobre las costumbres de Fuerteventura*. Edición, introducción y notas de Francisco Navarro Artiles. Puerto del Rosario (Fuerteventura): Servicio de Publicaciones del Cabildo Insular de Fuerteventura. 1991.

Fructuoso, G. (1590). *Las Islas Canarias (de saudades da terra)*. Edición crítica de E. Serra, J. Régulo y S. Pestana. La Laguna: Fontes Rerum Canariarum. XII.

Galera, A. (1999). *Juego motor y educación física*. Barcelona: CIMS.

Garaigordobil, M. (1992). *Juego cooperativo y socialización en el aula*. Madrid: Seco-Olea.

García Barbuzano, D. (1985). *Historia, fiestas y tradiciones. El Santísimo Cristo de La Laguna*. Santa Cruz de Tenerife: Ayuntamiento de La Laguna.

García de Diego, V. (1970). *Gramática histórica española*. Madrid: Gredos.

García Manso, J.M., Navarro, M. y Ruiz, J.A. (1996). *Bases teóricas del entrenamiento deportivo. Principios y aplicaciones*. Madrid: Gymnos.

García Sánchez, J. N. (1992). *Imitación y juego simbólico. Evaluación y desarrollo*. Valencia: Promolibro.

García, J. C. y González, A. (1996). Análisis de la competición del bote femenino de vela latina en las temporadas 1995, 1996 y 1997. En F. Amador, U. Castro y J.M. Álamo (coord). *Luchas, deportes de combate y juegos tradicionales*. (pp. 895-914) Madrid: Gymnos.

García-Talavera, F. y Espinel, J.M. (1989). *Juegos guanches inéditos*. Santa Cruz de Tenerife: Colectivo cultural "Valle de Taoro".

Garvey, C. (1985). *El juego infantil*. Madrid: Morata. Edición original de 1977.

Gillet, B. (1967). Historique des Jeux Olympiques. En R. Callois (dir.), *Enciclopédie de la Pléiade*. (pp. 1185-1218). Paris: Gallimard.

Gillmeister, H. (1988). La dissémination géographique des jeux traditionnels; unité et la diversité des jeux traditionnels en Europe. En *Actas del I Semminaire sur les jeux traditionmels*. (pp. 23-36) Vila Real (Portugal).

Glas, G. (1764). *Descripción de las Islas Canarias*. La Laguna (Tenerife): Instituto de Estudios Canarios, 1976.

Gomes Eanes de Zurara (Azurara) (1978). *Crónicas dos feitos notaveis que se passaram na conquista de Guiné por mandado do Infante D. Henrique*. Lisboa: Academia Portuguesa da Historia. Edición crítica de Torquato de Sousa. vol. I.

González, A. y Martínez, G. (1992). *El Juego del Palo Canario*. Santa Cruz de Tenerife:Centro de la Cultura Popular Canaria y Cabildo Insular de Tenerife.

González Alcantud, J. A. (1993). *Tractatus ludorum*. Barcelona: Anthropos.

Gracia, L. (1991). *Juegos aragoneses. Historia y tradiciones*. Zaragoza: Mira editores.

Grupo de Estudio praxiológico (INEFC de Lleida) (1993). Hacia una construcción de una disciplina praxiológica que acoja y estudie la diversidad de prácticas corporales y deportes existentes. En *Revista Apunts de Educación Física* (32), 19-26.

Grupo de Estudio Praxiológico (INEFC de Lleida) (1993). Estudio praxiológico de las prácticas deportivas, expresivas, lúdico-recreativas y aprehensivas. En *Revista Apunts de Educación Física* (32), 27-36.

Grupo de Estudios e Investigaciones Praxiológicas (1998). Hacia la construcción de un paradigma en Praxiologia Motriz: objeto, campo, clasificación e ideología. *KINESIS* (25), 5-12.

Grupo de Estudio e Investigación Praxiológica (2000). *La iniciación a los deportes desde su estructura y dinámica. Aplicación a la Educación Física Escolar y al Entrenamiento Deportivo*. Barcelona: INDE.

Grupo de Estudios e Investigaciones Praxiológicas (GEIP) (2000). ¿Taxonomía de las actividades o de las situaciones motrices? En *Revista Apunts de Educación Física* (60), 97-105.

Guerra, G. (2002). *Análisis comparado de dos metodologías de enseñanza de la técnica en los juegos deportivos. Una*

242

aplicación en la lucha canaria. Universidad de Las Palmas de Gran Canaria. Las Palmas de Gran Canaria. Tesis doctoral.

Guillemard, G. y otros (1988). *Las cuatro esquinas de los juegos.* Lérida: Agonos.

Gusdorf, G. (1967). L'Esprit des jeux. En R. Caillois, *Jeux et Sports. Encyclopedie de la Pléiade.* (pp. 1157-1180). Paris: Gallimard.

Gutiérrez, E. (1942). *Historia de la ciudad de Icod de los Vinos en la isla de Tenerife.* La Laguna – Instituto de Estudios Canarios.

Hall, E. T. (1972). *La dimensión oculta.* México: Siglo XXI.

Hall, E.T. (1981). *El lenguaje silencioso.* Madrid: Alianza. Edición original de 1959

Harrow, A. (1972). *Taxonomía del ámbito psicomotor.* Madrid: Ateneo.

Henríquez, J. (1990). La Lucha Canaria en el exterior. La Lucha en la actualidad. En VV.AA., *Actas de las I Jornadas de Juegos y Deportes Autóctonos de Canarias.* (pp. 101-107). Las Palmas de Gran Canaria: Universidad de Las Palmas de Gran Canaria.

Hernández Álvarez, A. y Hernández Pérez, Mª V. (1994). El calabazo, en VV.AA., *Juegos deportivos tradicionales.* (pp. 197-219). Santa Cruz de Tenerife: CCPC.

Hernández Auta, J. M. (1989). *Un ancestral deporte canario. La Pelotamano.* Las Palmas de Gran Canaria: Cabildo de Lanzarote.

Hernández Auta, J.M. (1993). El juego de pelotamano en la escuela. En J. Hernández Moreno, F. Amador y A. González (coord.), *Actas del I Simposium Internacional sobre Educación Física Escolar y Deporte de Alto Rendimiento.* (pp. 285-294). Las Palmas de Gran Canaria: Universidad de Las Palmas de Gran Canaria.

Hernández Auta, J.M. (1994). La pelotamano. En VV.AA., *Juegos Deportivos Tradicionales*. (pp. 73-94). Santa Cruz de Tenerife: Centro de la Cultura Popular Canaria.

Hernández Auta, J. M. (1996). La Pelotamano y la Bola, dos deportes de Lanzarote. En F. Amador, U. Castro y J.M. Álamo (coord), *Luchas, deportes de combate y juegos tradicionales*. (pp. 701-714). Madrid: Gymnos.

Hernández Moreno, J. (1987). *Análisis de la acción de juego en los deportes de equipo. Su aplicación al baloncesto*. Barcelona. Universidad de Barcelona. Tesis doctoral.

Hernández Moreno, J. (1988). Diferentes perspectivas de análisis de la acción de juego en los deportes de equipo. *Revista de Entrenamiento Deportivo*, (Tomo V-VI, nº2), 2-11.

Hernández Moreno, J. (1994). *Análisis de las estructuras de los juegos deportivos. Fundamentos del deporte*. INDE: Barcelona.

Hernández Moreno, J. (1994b). *Hacia un análisis praxiológico del deporte. Revista de Entrenamiento Deportivo* (Tomo VIII, nº2), 5-10.

Hernández Moreno, J. (1995). Análisis praxiológico de las estructuras de los deportes. *Revista de Entrenamiento Deportivo*, (Tomo IX, nº2), 27-33.

Hernández Moreno, J. (1996). Técnica, táctica y estrategia en el deporte. *Revista de Entrenamiento Deportivo*, (Tomo X, nº 2), 19-22.

Hernández Moreno, J. (1998). Hacia la construcción de un mapa de la acción estratégica motriz en el deporte. *Revista de Entrenamiento Deportivo*, (Tomo XII, nº 1), 5-12.

Hernández Moreno, J., Castro, U. y Navarro, V. (2003). *Los juegos y deportes tradicionales de Canarias*. Las Palmas de Gran Canaria: Dirección General de Deportes del Gobierno de Canarias y Universidad de Las Palmas de Gran Canaria.

Hernández Moreno, J. y Rodríguez Ribas, J.P. (2004). *La praxiología motriz: fundamentos y aplicaciones*. Barcelona: Inde.

Huizinga, J. (1938). *Homo ludens*. Madrid: Alianza. Edición española de 1987.

Krathwohl, D., Bloom, B., y Masiá, B. (1979). *Taxonomía de los objetivos de la educación. Clasificación de las metas educativas*. Alcoy. Marfil. Edición original 1965.

Lagardera, F. (1993). Contribución de los estudios praxiológicos a una teoría general de las actividades físico-deportivas. *Apunts de Educación Física*, (32), 10-18.

Lagardera, F. y Lavega, P. (2003). *Introducción a la praxiología motriz*. Barcelona: Paidotribo.

Lavega, P. (1993). Análisis praxiológico de los juegos tradicionales de competición y participación simultánea. *Apunts de Educación Física*, (32), 65-73.

Lavega, P. (1994). Las bitlles (bolos) y los raiers (navateros) en las comarcas leridanas del Pla d'Urgell y El Pallars (Sobira i Jussá): dos realidades lúdicas desiguales en entornos socioculturales distintos, que merecen aproximaciones educativas y/o recreativas dispares. En *Actas del primer congreso de las ciencias del deporte, la educación física y la recreación*. (pp. 527-545). Lléida: INEFC-Lléida.

Lavega, P. (1995). Análisis etno-ludo-práxico de los juegos populares-tradicionales. Estudio del espacio sociocultural y praxiológico en el juego de bitlles de las tierras de Lléida, en *Actas del segundo congreso de las ciencias del deporte, la educación física y la recreación*. (pp. 69-82). Lléida: INEFC-Lléida.

Lavega, P. (1995). *Del joc a l'esport, estudi de les bitlles al Pla d'Urgell*. Barcelona. Universidad de Barcelona. Tesis doctoral.

Lavega, P. (1995). Proposta d'una metodología transversal (pluridisciplinar) per l'estudi contextualizat dels jocs

245

popular/tradionals amb significació pràxica. En *Dossier para el I Seminario praxiológico* (Lléida, Octubre 1995). Lléida: INEFC-Lléida.

Lavega, P. (director) (2006). *Proyecto Europeo Cultura 2000. Juegos Tradicionales y Sociedad en Europa*. Barcelona: Asociación Europea de Juegos y Deportes Tradicionales.

Le Canarien. Crónicas francesas de la conquista de Canarias. vol.II. E. Serra y A. Cioranescu. Fontes Rerum Canariarum, IX. La Laguna - Las Palmas de Gran Canaria: Instituto de Estudios Canarios. Edición de 1960.

Levi-Strauss, Cl. (1974). *Antropología estructural*. Barcelona: Piados. 1992.

Ley Canaria del Deporte 8/1997. BOC, viernes 18 de julio de 1997.

Linton, R. (1965). *Cultura y personalidad*. México: Fondo de Cultura Europea.

Lukas, G. (1973). La educación corporal y los ejercicios corporales en la sociedad prehistórica. En Revista *Citius, altius, fortius*. (XV), 273-324.

Luhman, N. (1996). El concepto de riesgo. En A. Giddens, Z. Bauman, N. Luhman y U. Beck, U., *Las consecuencias perversas de la modernidad*. (pp. 123-154). Barcelona: Anthropos.

Lüschen, G. y Weis, K. (1976). *Sociología del deporte*. Valladolid: Miñón.

Lloret, M. (1994). *Análisis de la acción de juego en waterpolo en la olimpiada de Barcelona'92*. Barcelona. Universidad de Barcelona. Tesis doctoral.

Maestre, J. (1983). *Introducción a la Antropología Social*. Madrid: Akal.

Mandell, R. D. (1986). *Historia cultural del deporte*. Barcelona: Bellaterra.

Marín de Cubas, T. (1687). *Historia de las siete islas de Canaria*. Las Palmas de Gran Canaria. Real Sociedad Económica de Amigos del País. Edición de 1986.

Martínez, M. (1989) *Inteligencia y comportamiento humano. Nuevos métodos de investigación*. México: Trillas

Martínez, R. (2002). La intermotricidad alterna. En *Actas del V Congreso de Ciencias del Deporte, Educación Física y Recreación*. (pp. 321-323). Lléida: INEFC de Lleida.

Martínez, V. (1980). *La endogamia en Fuerteventura*. Las Palmas de Gran Canaria: Mancomunidad de Cabildos.

Mas, J. (1991). *La Vela Latina. Un símbolo de cultura mediterránea*. Murcia: Mediterráneo.

Menaut, A. (1982) *Contribution a une approche theorique des jeux sportifs collectifs*. Bordeaux. Université de Bordeaux II. Tesis doctoral.

Mentado, J. A. (1989). *Botes y barquillos de la vela latina canaria*. Las Palmas de Gran Canaria: Dirección General de Deportes del Gobierno de Canarias.

Mentado, J. A. (1990). *Semblanza histórica de los botes de la vela latina*. Las Palmas de Gran Canaria: Dirección General de Deportes del Gobierno de Canarias.

Moliner, M. (1992). *Diccionario de uso del español*. Madrid: Gredos.

Morales, Padrón, F. (1993). *Crónicas de la conquista*. Las Palmas de Gran Canaria: Cabildo Insular de Gran Canaria.

Morán, M (2001). *El origen competitivo de los botes de vela latina en Gran Canaria*. Departamento de Psicología y Sociología. Universidad de Las Palmas de Gran Canaria. Sin publicar.

Moreno, C. (1992). *Juegos y Deportes Tradicionales en España*. Madrid: Ed. Alianza.

Murray, E. (1988) *Recuerdos de Gran Canaria y Tenerife*. Santa Cruz de Tenerife: Pedro Duque Canarias S.A.

Navarro, F. y Calero, M. (1965). Vocabulario de Fuerteventura. En *Revista de Dialectología y Tradiciones Populares* (vol. 21), 254-260.

Navarro, V. (1989). El mantenimiento de un juego: la pelotamano de Lanzarote. En *Revista Stadium*. Academia Verlag Richarz-Sankt Augustin. (XV, 1), 111-138.

Navarro, V. (1994). La ascensión de maderos y troncos a riscos de los aborígenes canarios. En Revista *Tebeto*. Puerto del Rosario: Servicio de Publicaciones del Cabildo Insular de Fuerteventura (7), 280-315.

Navarro, V. (1995). *Estudio de conductas infantiles en un juego motor de reglas. Análisis de la estructura de juego, edad y género*. Las Palmas de Gran Canaria. Universidad de Las Palmas de Gran Canaria. Tesis doctoral.

Navarro, V. (1996). Juegos Tradicionales Canarios, en *Revista Lúdica*. (2), 74-120

Navarro, V. (2002). *El afán de jugar. Teoría y práctica de los juegos motores*. Barcelona: INDE.

Noda, T. (1990). *Salto del Pastor*. Cabildo Insular de Gran Canaria. Las Palmas de Gran Canaria: LINCA.

Neuendorff, E. (1973). El hombre prehistórico. En Revista *Citius, altius, fortius*. (vol. XV), 59-82.

Orlick, T. (1986). *Juegos cooperativos*. Madrid: Popular.

Orlick, T. (1990). *Libres para crear, libres para cooperar*. Barcelona: Paidotribo.

Olasso, S. (1993) *El joc de pilota en la comunidad valenciana*. Barcelona. Universidad de Barcelona. Tesis doctoral.

Ossorio, F. (1990). Análisis histórico del juego del palo En *Actas de las I Jornadas de Juegos y Deportes Autóctonos*. (pp. 135-150). Las Palmas de Gran Canaria: IEFC y Universidad de Las Palmas de Gran Canaria.

Ossorio, F. y Cárdenes, P. (1987). *Tradiciones canarias: Juego del Palo/Peleas de Gallos.* Santa Cruz de Tenerife: EDIRCA.

Padilla, P. (1991). *Léxico de la Lucha Canaria.* Las Palmas de Gran Canaria: Cabildo de Gran Canaria.

Parlebas, P. (1973). La dinámique sociomotrice dans les jeux sportifs collectifs. En *L'activité ludique (dans le développement psycomoteur et social des enfants).* (pp. 101-141). Monográfico de la Rev. *Vers l'education nouvelle.* Paris. CEMEA.

Parlebas, P. (1974) Educación Física, una educación de las conductas de decisión.. En *Novedades en Psicopedagía.* Madrid: INEF-Madrid. (II), 11-26.

Parlebas, P. (1981). *Contribution à un lexique commenté en science de l'action motrice.* Paris: INSEP.

Parlebas, P. (1985) *Psychologie sociale et theorie des jeux: étude de certains jeux sportifs. La logique interne des jeux sportifs: modélisation des universaux et étude quasi-expérimentale.* Paris. Univ. Paris 5 (Sorbona). Tesis doctoral.

Parlebas, P. (1985). La crisis actual. Dispersión, multiplicidad y conflicto. En Revista *APUNTS*, (1), 15-21.

Parlebas, P. (1986). *Activités physiques et éducation motrice.* Dossier nº4. Paris. EPS.

Parlebas, P. (1987). *Perspectivas para una Educación Física moderna.* Málaga: Unisport.

Parlebas, P. (1988*). Elementos de sociología del deporte.* Málaga: Unisport. Edición francesa de 1986.

Parlebas, P. (1996). Los universales de los juegos deportivos. En *Revista Praxiología Motriz*, (0), 15-29.

Parlebas, P. (2001*). Juegos, deportes y sociedades. Léxico de Praxiología motriz.* Barcelona: Paidotribo.

Pérez, J.J. (1960). *Tratado técnico de la Lucha Canaria.* Santa Cruz de Tenerife: Goya.

Piaget, J. (1932). *El criterio moral en el niño*. Barcelona: Fontanella. Edición española de 1983.

Piaget, J. (1959). *La formación del símbolo en el niño*. Mexico D.F: Fondo de Cultura económica. Edición española de 1986.

Pieron, M., Telema, R., Almond, L. y Carreiro da Costa. (1999). Estilo de vida de jóvenes europeos: un estudio comparativo. En *Revista de Educación Física*, (76), 5-10.

Pieron, M.; Cheffers, J. y Barrette, G. (1991). *Una introducción a la terminología de la Pedagogía Deportiva. Vocabulario utilizado en la investigación sobre enseñanza y entrenamiento*. Málaga: UNISPORT.

Plana, C. (1993). Adaptación del análisis funcional sociomotor (de P. Parlebas) al estudio de las danzas tradicionales de palos y espadas de los Monegros. Análisis de la danza "la hojita del pino". En Revista *Apunts de Educación Física*, (32),74-81.

Poplow, U. (1973). Origen y comienzo de los ejercicios físicos, en Rev. *Citius, altius, fortius*. (vol. XV), 135-154.

Real Academia Española (1992). *Diccionario de la lengua española*. Espasa-Calpe. Madrid.

Rivero, J. (1990). *Antología de la lucha canaria*. Las Palmas de Gran Canaria: LINCA.

Roberts, J.M., Arth, M.J. y Bush, R.R. (1959). Games in culture. En *American Anthropologist*, (vol. 61, nº4), 597-605.

Rocher, G. (1990) *Introducción a la Sociología General*. Barcelona: Herder.Rodríguez Diéguez, J.L. (1980). *Didáctica general*. Madrid. Cincel.

Rodríguez Ribas, J. P. (1997). La Educación física en el nuevo Diseño Curricular Base. En Hernández Moreno, J. (Dir) *Salud, deporte y educación*. (pp. 301-318). Las Palmas de Gran Canaria: ICEPSS.

Rodríguez Ribas, J. P. (1997). *Fundamentos teóricos y metodológicos de la Praxiología motriz*. Las Palmas de Gran

Canaria. Universidad de Las Palmas de Gran Canaria. Tesis doctoral.

Rodríguez, A. (1996). *La vela latina en Canarias. Historia, tradición y deporte*. Santa Cruz de Tenerife: Aula de Cultura de Tenerife-Cabildo Insular de Tenerife.

Roger Caillois (1967). *Los juegos y los hombres: la máscara y el vértigo*. México: Fondo de Cultura Económica. 1986.

Roque, F. (1992). Al corazón de la vela latina canaria. Las Palmas de Gran Canaria. Cabildo de Gran Canaria y Federación de Vela Latina Canaria.

Ruiz, G. (1996). Análisis praxiológico de la estructura del tenis. Comparación de las acciones de juego en la modalidad de singles y dobles masculina sobre superficie de tierra batida. Las Palmas de Gran Canaria. Universidad de Las Palmas de Gran Canaria. Tesis doctoral.

Rüssel, A. (1985). *El juego de los niños*. Barcelona: Herder. Edición original de 1965.

Sampedro, J. (1996*). Análisis praxiológico del fútbol sala*. INEF de Madrid. Universidad Complutense de Madrid. Madrid. Tesis doctoral.

Sánchez, M. (1982). *Vida popular en Castilla y León a través del arte*. Valladolid: Ámbito.

Sánchez, S. (1989). *Lucha Canaria*. Las Palmas de Gran Canaria: Dirección General de Deportes del Gobierno de Canarias.

Sanoja, E. y Zerpa, Y. (1990). *El garrote en nuestras letras*. Caracas: Miguel García e hijo.

Santiago, M. de (1936). Compendio anónimo de historia de Canarias compuesto en el primer cuarto del siglo XVIII. *Revista El Museo Canario*. año IV, (8), enero-abril.

Sanvicens, A. (1984) *Cibernética de lo humano*. Barcelona: Oikos-Tau.

Scory, E. (1590). Documentos sobre observaciones en la isla de Tenerife. *Revista El Museo Canario*, (8). 56. 1936.

Scheuerl, H. (1954). Das Spiel. En E. Beber, *Diccionario de Ciencias del Deporte*. (pp. 554-568). Málaga-Unisport. Edición española de 1992.

Serra, E. (1960). Esbozo histórico, en Pérez, J.J. *Tratado técnico de Lucha Canaria*. (pp. 9-11). Tenerife: Goya.

Sierra, E. (2000). *Análisis praxiológico de la gimnasia rítmica deportiva: las situaciones motrices de conjunto*. INEF de Galicia. Universidad de La Coruña. La Coruña. Tesis doctoral

Sluckin, A. (1981). *Growing up in the playground. The social development of children*. London: Routledge & Kegan.

Santos, F. (1991). La lucha en Madeira del siglo XV al XVI. Breve análisis de su función social. En *Actas del I Congreso Internacional de Historia del Deporte*. Las Palmas de Gran Canaria: Cabildo de Gran Canaria.

Tejera, A. y González, R. (1987). *Las culturas aborígenes canarias*. Santa Cruz de Tenerife: Interinsular.

Torriani, L. (1590). *Descripción e Historia del Reino de las Islas Canarias*. Edición crítica de Cioranescu. Santa Cruz de Tenerife: Goya. 1978.

Veleda, M.J. (Coord) (1998). *Reglamentos de los deportes autóctonos de Castilla y León*. Zamora: Federación Regional de Deportes Autóctonos de Castilla y León y Caja España.

Verneau, R. (1891). *Cinco años de estancia en las Islas Canarias*. La Orotava: Edición de Juan A. Delgado. 1982.

Viana, A. (1604). *La Conquista de Tenerife*. vol. I. Santa Cruz de Tenerife: Aula de Cultura de Tenerife – Cabildo Insular de Tenerife. 1968.

Viera y Clavijo, J. (1776). *Noticias de la Historia General de las Islas Canarias*. vol. II. Santa Cruz de Tenerife: Goya. 1982.

VV.AA (1989). *Les jeux du patrimoine*. París: EPS.

VV.AA. (1990). *Juegos y Deportes autóctonos de Canarias*. I Jornadas de Juegos y Deportes autóctonos. Las Palmas de

Gran Canaria: I.E.F.C. y Universidad de Las Palmas de Gran Canaria.

VV.AA. (1994). *Juegos Deportivos Tradicionales*. Santa Cruz de Tenerife: Centro de la Cultura Popular Canaria.